ARCHIV FÜR TIERERNÄHRUNG

HERAUSGEGEBEN VON

ERNST MANGOLD
Prof. Dr. med. Dr. phil. Dr. med. vet. h. c. Dr. agr. h. c. Dr. agr. h. c.
Direktor em. des Instituts für Tierernährungslehre
der Humboldt-Universität Berlin

6. BAND
Ausgegeben am 15. DEZEMBER 1956
HEFT
6

AKADEMIE-VERLAG · BERLIN

ARCH. TIERERNÄHRUNG · 6. BAND NR. 6 · S. 309—376 · BERLIN · 15. DEZEMBER 1956

INHALT

Das Archiv für Tierernährung erscheint zweimonatlich in Heften zu 64 Seiten im Format 17,5 × 25 cm. Der Preis des Heftes beträgt DM 8,50. 6 Hefte werden zu einem Band vereinigt. Der Besteller muß sich zur Abnahme eines Bandes verpflichten. Die Hefte werden jeweils einzeln berechnet. Im Jahre erscheint nicht mehr als 1 Band. Bestellungen werden direkt an den Akademie-Verlag GmbH., Berlin W 8, Mohrenstraße 39 oder über eine wissenschaftliche Buchhandlung erbeten.

Manuskriptsendungen — zugelassen sind die vier Kongreßsprachen — sind an den Herausgeber, Herrn Prof. Dr. Ernst Mangold, Berlin N 4, Invalidenstr. 42, zu richten. Mit der Veröffentlichung geht das alleinige Verlagsrecht an das Archiv für Tierernährung über. Daher müssen Arbeiten, die bereits an anderer Stelle veröffentlicht worden sind, zurückgewiesen werden. Die Verfasser verpflichten sich, Manuskripte, die vom Archiv für Tierernährung angenommen worden sind, nicht an anderer Stelle zu veröffentlichen.

Die Verfasser erhalten von größeren wissenschaftlichen Arbeiten 50 Sonderdrucke unentgeltlich Den Manuskripten beiliegende Zeichnungen müssen sauber, in zweifacher Größe ausgeführt sein. Wenn sie nicht voll reproduktionsfähig nach den Vorschriften des Normblattes DIN 474 eingereicht werden, ist die Beschriftung nur mit Bleistift einzutragen. Zur Herstellung von Netzätzungen sind nur einwandfreie Photographien brauchbar.

Für alle Literaturzitate sind die Vorschriften des Normblattes DIN 1502 und 1502 Beiblatt I maßgebend. Die Zitate müssen den Verfasser (mit den Anfangsbuchstaben der Vornamen), den vollständigen Titel der Arbeit und die Quelle mit Band, Seitenzahl und Erscheinungsjahr enthalten. Das Literaturver zeichnis soll alphabetisch geordnet sein.

Herausgeber und verantwortlich für den Inhalt: Prof. Dr. med. Dr. phil. Dr. med. vet. h. c. Dr. agr. h. c. Dr. agr. h. c. Ernst Mangold, Berlin N 4, Invalidenstraße 42 (Fernruf 42 49 64). Verlag: Akademie-Verlag GmbH., Berlin W 8, Mohrenstraße 39 (Fernruf: 20 03 86); Postscheckkonto: 350 21. Bestell- und Verlagsnummer dieses Heftes 1010/VI/6. Das Archiv für Tierernährung erscheint vorläufig jährlich in 1 Band zu 6 Heften. Bezugspreis je Einzelheft DM 8.50, ausschließlich Porto und Verpackung. Satz und Druck: Robert Noske, Borna (Bez. Leipzig). Veröffentlicht unter der Lizenz-Nr. 1213 des Amtes für Literatur und Verlagswesen der Deutschen Demokratischen Republik. Printed in Germany.

Aus dem Forschungsinstitut für Tierernährung und Futterbau der Tschechoslowakischen Akademie der landwirtschaftlichen Wissenschaften, Brno, Abt. für Tierernährungsphysiologie
(Direktor: Dr. HERZIG)

MILADA PROKŠOVÁ

Einfluß des verschobenen Fütterungsrhythmus auf das Kaninchenblutbild in einem 24stündigen Tageszeitraum

(Fortsetzung aus Heft 5)

III. Versuchsergebnisse

1. Gesamtzahl der Leukozyten

Vergleicht man die Kurve der Änderungen in der Gesamtzahl der Leukozyten während eines 24stündigen Zeitabschnittes bei verschobenem Rhythmus der Fütterung mit der Kurve, welche die Änderungen des Leukozytenniveaus bei normalem Rhythmus der Fütterung aufweist, so sieht man, daß beide parallel durchlaufen. Auch beim verschobenen Rhythmus der Fütterung erreicht die Durchschnittszahl der Leukozyten ihr Mitternachtsmaximum um 0 Uhr (10 950 Leukozyten in 1 cmm). Dann sinkt das Niveau der Leukozyten zum Morgenminimumwert 9 103 Blutkörperchen um 3 Uhr (P=0,045), worauf um 12 Uhr das Mittagsmaximum mit 10 822 Blutkörperchen in 1 cmm erreicht wird. Der Unterschied zwischen den um 3 Uhr und 12 Uhr festgestellten Werten ist signifikant mit P=0,01. Nachmittags folgen wieder Schwankungen in der Leukozytengesamtzahl über die Werte von 9 403 der Blutkörperchen um 15 Uhr und 8 550 der Leukozyten um 18 Uhr zum zweiten Abendminimum von 8 339 Leukozyten um 21 Uhr. Für den Unterschied zwischen den um 12 und um 21 Uhr festgestellten Werten P = 0,013. Danach erhebt sich die Leukozytengesamtzahl wieder bis zum Wert des Mitternachtsmaximums 10 950 Leukozyten um 0 Uhr (P=0,05). Für Abendminimum : Mitternachtsmaximum P=0,05.

Die Spiegelkurve der Durchschnittswerte der Leukozytengesamtzahl beim verschobenen Fütterungsrhythmus zeichnet sich – ähnlich wie die Leukozytenspiegelkurve beim normalen Fütterungsrhythmus – durch ein höheres und steileres Mitternachtsmaximum und ein um etwas niedrigeres und flacheres Mittagsmaximum aus. Die Zeiträume zwischen den einzelnen Maximen und einzelnen Minimen stimmen ebenfalls mit den beim ursprünglichen Fütterungsrhythmus beobachteten Intervallen überein: zwischen dem Abend- und Morgenminimum 6 Stunden, zwischen dem Morgen- und Abendminimum 18 Stunden und zwischen beiden Maximen 12 Stunden. Die für jede von den beiden studierten Versuchsgruppen der Kaninchen konstruierten Kurven zeigten einen übereinstimmenden Verlauf, nur bei der ersten Gruppe stellte sich das Mittagsmaximum um 15 Uhr ein. Ähnlich war es auch bei den Kurven für jüngere und ältere

Kaninchen, die ganz parallel verliefen, mit Ausnahme des Mittagsmaximums bei älteren Tieren, das sich ebenfalls um 15 Uhr erwies (siehe Diagramm 1). Das Mittagsmaximum um 15 Uhr (wahrscheinlich zwischen 12 und 15 Uhr) kommt also sowohl bei den Kaninchen mit verschobenem Rhythmus der Fütterung als auch bei den Tieren mit normalem Rhythmus vor. Im Ganzen wird die Leukozytengesamtzahlspiegelkurve bei den jüngeren Kaninchen als flacher charakterisiert als bei den älteren Kaninchen.

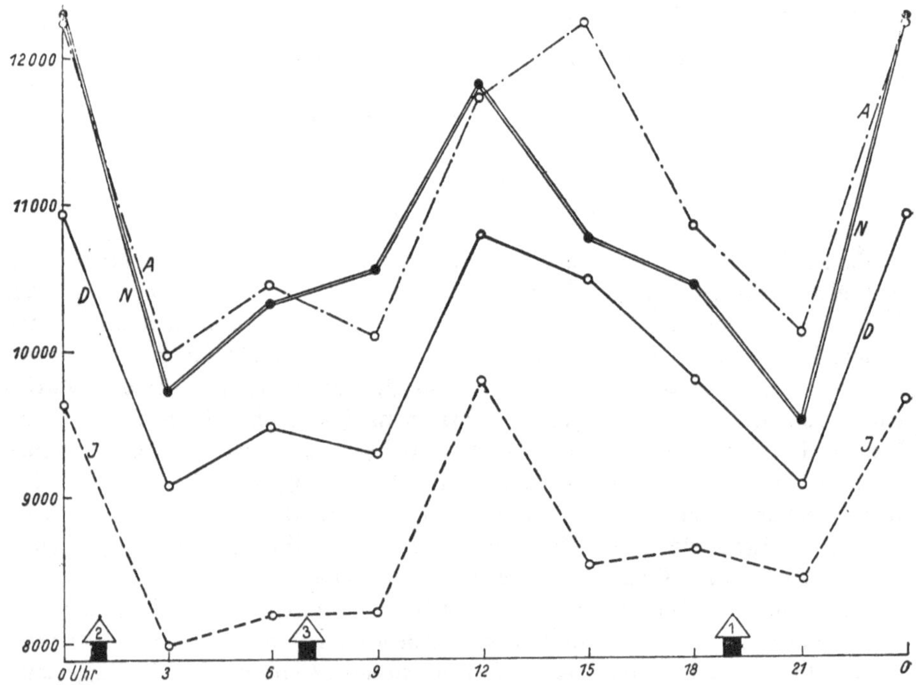

Diagramm 1: Die Änderungen der Leukozytengesamtzahl binnen 24 Stunden bei den Kaninchen mit dem verschobenen Fütterungsrhythmus. Abszisse: Zeitpunkte der Blutabnahmen; Ordinate: Leukozytengesamtzahl. A — ältere Kaninchen, D — Durchschnittswerte, J — jüngere Kaninchen, N — Kontrolle beim normalen Fütterungsrhythmus. Die Pfeile geben die Zeit der einzelnen Fütterungen an (siehe S. 307).

Der Unterschied zwischen den Durchschnittsmorgen- und Nachmittagswerten der Leukozytengesamtzahl ist beweiskräftig (P = 0,02), wogegen der Unterschied zwischen dem Durchschnitt von den Nachts- und Tageswerten nicht signifikant ist, obwohl die Nachtwerte niedriger als die des Tages sind.

2. *Das weiße Differenzialbild*

a) L y m p h o z y t e n

Die Spiegelkurve der absoluten Lymphozytenzahl in verschiedenen Tagesstunden bei verschobenem Fütterungsrhythmus läuft – ebenfalls wie beim normalen Fütterungsrhythmus – parallel mit der Gesamtleukozytenzahlkurve. Die

Ausschläge in der gesamten Leukozytenzahl stehen also auch in diesem Falle im engsten Zusammenhang vor allem mit den Änderungen in der absoluten Lymphozytenzahl.

Bei den Kaninchen mit verschobenem Fütterungsrhythmus findet das Mitternachtsmaximum ebenfalls um 0 Uhr statt (9892 Lymphozyten auf 1 cmm), aber dann sinkt die Lymphozytenzahl auf 8126 Blutkörperchen um 3 Uhr (P = 0,0025). Nach einem geringen Aufstieg bis 8029 Lymphozyten um 6 Uhr, steigt die absolute Lymphozytenzahl zu 9441 Blutkörperchen um 12 Uhr, wo sie ihr zweites – Tages – Maximum erreicht. Die Unterschiede zwischen den um 3 und 12 Uhr, um 6 und 12 Uhr, auch um 9 und 12 Uhr, festgestellten Werten sind statistisch beweiskräftig (P = 0,002; 0,01; 0,001). Von 13 bis 15 Uhr sinkt die durchschnittliche absolute Lymphozytenzahl nur sehr allmählich (zu 9403 Lymphozyten), und erst nach 15 Uhr nachmittags sinkt sie deutlich auf 8550 Blutkörperchen um 18 Uhr und auf 8339 Blutkörperchen um 21 Uhr. Der Unterschied zwischen den um 12 und 21 Uhr festgestellten Werten ist signifikant (P = 0,013). Auch der darauf folgende Aufstieg der absoluten Lymphozytenzahl zwischen 21 und 0 Uhr ist statistisch beweiskräftig (P = 0,012).

Was den Zeitverlauf betrifft, folgen nacheinander Maxima und Minima der absoluten Lymphozytenzahl in gleichen Zeitintervallen, wie bei der gesamten Leukozytenzahl. Der Mitternachtshöhepunkt der Lymphozytenzahlspiegelkurve deutet sich ebenfalls durch steiles Sinken nach beiden Seiten an, während das Mittagsmaximum ein verhältnismäßig allmähliches Sinken zu beiden Minimalwerten aufweist.

Die einzelnen Spiegelkurven für jede von den beiden Versuchsgruppen der Kaninchen haben einen parallelen Verlauf. Nur die Kurve der ersten Gruppe hat das Mittagsmaximum ebenfalls um 15 Uhr ebenso wie die Kurve der Leukozytengesamtzahl derselben Gruppe.

Der Verlauf der Kurve (siehe Diagramm 2) wurde durch Altersunterschiede der Tiere nicht wesentlich beeinflußt, denn die Kurven für die Gruppe der jüngeren und älteren Kaninchen verliefen im Ganzen parallel, würden wir nicht bei den älteren Tieren das Vorkommen des Mittagsmaximums um 15 Uhr, welches sich ebenfalls auch in der Leukozytengesamtzahl bei den Kaninchen derselben Gruppe erweist, in Betracht ziehen. Die Unterschiede zwischen den Maximal- und Minimalwerten der absoluten Lymphozytenzahl bei jüngeren Tieren sind kleiner als bei den älteren Tieren, und ebenfalls sind auch Maxima und Minima weniger markant.

Der Durchschnitt der Morgen- und Nachmittags-, beziehungsweise der Nachts- und Tageswerte unterscheidet sich durch seine Tendenz nicht von den für die Leukozytengesamtzahl derselben Versuchstiere analogisch festgestellten Beziehungen. Der Unterschied zwischen dem Durchschnitt der Morgen- und Nachmittagswerte ist signifikant (P = niedriger als 0,001), der Unterschied zwischen dem Durchschnittswerte der Nachts- und Tagesmessungen ist nicht beweiskräftig.

Das Niveau der relativen Lymphozytenzahl erreicht sein Minimum 90,52% um 0 Uhr, dann sinkt es stufenweise zu 87,81% um 3 Uhr, zu 87,21% um 6 Uhr und bis zu 86,11% um 9 Uhr. Die Unterschiede zwischen den um 0 Uhr und 6 Uhr und um 9 Uhr festgestellten Werten sind statistisch beweiskräftig (P = 0,01 und 0,0002). Zwischen 9 und 12 Uhr beginnt die relative Lymphozytenzahl wieder zu steigen zu 87,72% um 12 Uhr, und zu 88,57% um 15 Uhr. Der Unterschied zwischen den um 9 und um 12 Uhr festgestellten Werten ist

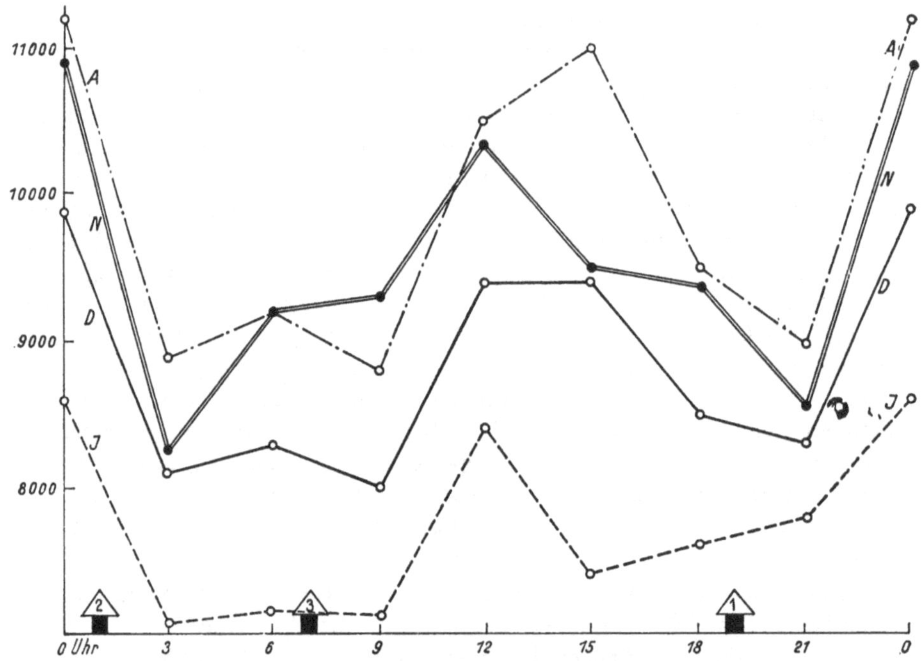

Diagramm 2: Die Änderungen in der absoluten Lymphozytenzahl binnen 24 Stunden bei den Kaninchen mit dem verschobenen Fütterungsrhythmus. Abszisse: Zeitpunkte der Blutabnahmen; Ordinate: die absolute Lymphozytenzahl. A — ältere Kaninchen, D — Durchschnittswerte, J — jüngere Kaninchen, N — Kontrolle beim normalen Fütterungsrhythmus. Die Pfeile geben die Zeit der einzelnen Fütterungen an.

nicht beweiskräftig, während der zwischen den um 9 und um 15 Uhr festgestellten Werten schon statistisch beweiskräftig ist (P = 0,03). Nach 15 Uhr nachmittags stellt sich ein unbeweisendes Sinken zu 87,12% um 18 Uhr ein, gleichfalls unbeweisendes Steigen auf 88,11% um 21 Uhr. Das weitere Steigen von 18 bis 0 Uhr ist schon signifikant (P = 0,006). Die Spiegelkurve der relativen Lymphozytenzahl beim verschobenen Fütterungsrhythmus weist also ein markantes Mitternachtsmaximum auf, ein sehr beweiskräftiges Vormittagsminimum, ein weniger beweiskräftiges Mittagssteigen mit einem darauf folgenden unbeweisenden Sinken und einen sehr beweiskräftigen Aufstieg vom Abendminimum um 18 Uhr zum Mitternachtsmaximum.

Vergleichen wir die eben beschriebene Kurve (Diagramm 3, D) mit der der relativen Lymphozytenzahl beim normalen Fütterungsrhythmus (Diagramm 3, N), so sehen wir, daß der Verlauf der beiden Kurven nicht parallel ist. Zwischen 0 und 3 Uhr weisen beide Kurven ein Sinken auf, welches bei der

Kurve D auf dem Diagramm 3 (verschobener Rhythmus) bis zu 9 Uhr fortfährt, während bei dem normalen Rhythmus (Diagramm 3, N) im Gegenteil die relative Lymphozytenzahl zwischen 3 und 9 Uhr steigt; dann von 9 bis 12 Uhr beginnt das Sinken und von 12 Uhr ab steigt das Lymphozytenniveau fast unmerkbar gegen den Mitternachtswert. Die Kurve N auf dem Diagramm 3 (verschobener Fütterungsrhythmus) steigt von 9 bis 15 Uhr, sinkt dann zwischen 15 und 18 Uhr, und ein neuer Aufstieg beginnt zwischen 18 und 24 Uhr

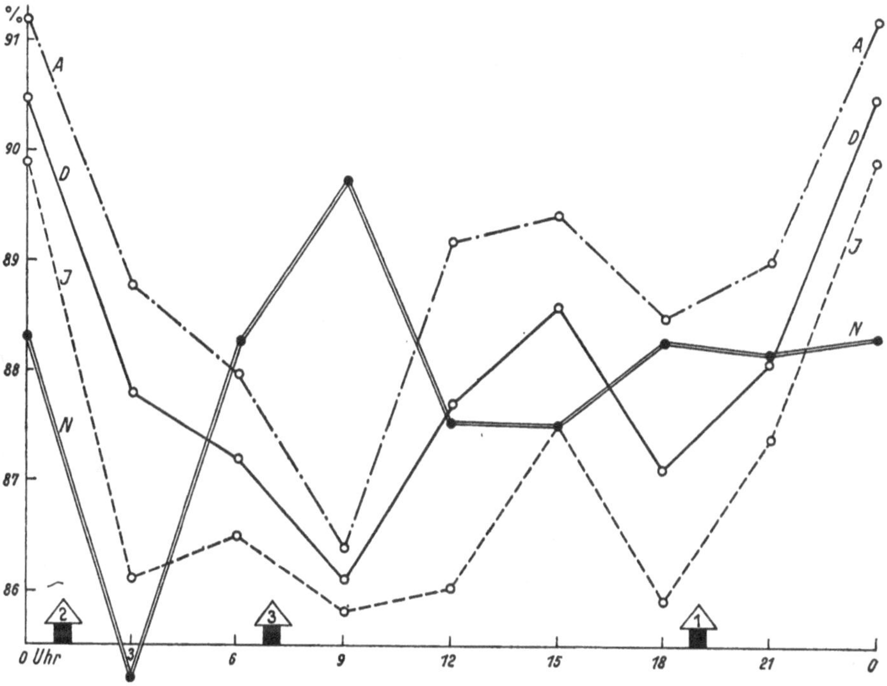

Diagramm 3: Die Änderungen in der relativen Lymphozytenzahl binnen 24 Stunden bei den Kaninchen mit dem verschobenen Fütterungsrhythmus. Abszisse: Zeitpunkte der Blutabnahmen; Ordinate: die relative Lymphozytenzahl. A — ältere Kaninchen D — Durchschnittswerte, J — jüngere Kaninchen, N — Kontrolle beim normalen Fütterungsrhythmus. Die Pfeile geben die Zeit der einzelnen Fütterungen an (siehe Seite 307).

Parallel mit dem Verschieben des Fütterungsrhythmus begannen Änderungen im Tagesverlauf der relativen Lymphozytenzahl im Blute der weißen Wiener blauäugigen Kaninchen.

Die für jede der beiden Versuchsgruppen der Kaninchen konstruierten Spiegelkurven der relativen Lymphozytenzahl stimmen im Morgenabfall zwischen 0 und 9 Uhr, und im Abendaufstieg zwischen 18 und 0 Uhr, überein. Anders ist es bei analogen Kurven für die Gruppen der jüngeren und älteren Kaninchen, welche während 24 Stunden parallel verlaufen. Die Unterschiede zwischen dem, aus den Morgen- und Nachmittagswerten, so auch aus den

Nachts- und Tageswerten ausgerechneten Durchschnitt der relativen Lymphozytenzahl im Blute des Kaninchens sind weder beim verschobenen noch beim normalen Fütterungsrhythmus statistisch beweiskräftig.

b) Monozyten

Die absolute Monozytenzahl unterliegt während eines 24 stündigen Zeitraumes einem unregelmäßigen Schwanken. Zwischen einzelnen Durchschnittswerten gibt es meistens keine statistisch bedeutenden Unterschiede, nur der Aufstieg von 3 bis 18 Uhr ist signifikant (P = 0,006). Weniger markant ist das Sinken zwischen 18 und 21 Uhr (P = 0,05).

Die für einzelne Versuchsgruppen der Tiere konstruierten Kurven, ähnlich wie die für die Gruppen der jüngeren und älteren Kaninchen, stimmen in ihrem Verlauf sehr wenig überein (Diagramm 4). Weder die Unterschiede zwischen

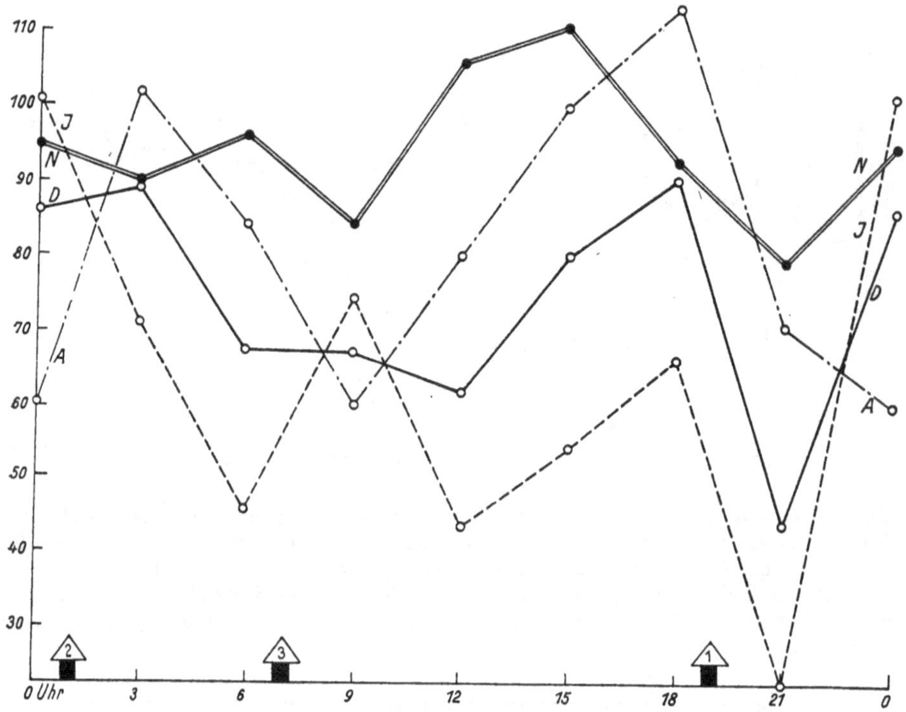

Diagramm 4: Die Änderungen der absoluten Monozytenzahl binnen 24 Stunden bei den Kaninchen mit dem verschobenen Fütterungsrhythmus. Abszisse: Zeitpunkte der Blutabnahmen; Ordinate: die absolute Monozytenzahl. A — ältere Kaninchen, D — Durchschnittswerte, J — jüngere Kaninchen, N — Kontrolle beim normalen Fütterungsrhythmus. Die Pfeile geben die Zeit der einzelnen Fütterungen an.

dem Durchschnitte der Morgen- und Nachmittagswerte noch die zwischen dem Durchschnitt der Tages- und Nachtwerte sind signifikant. Die Spiegelkurve der relativen Monozytenzahl während eines 24 stündigen Zeitabschnittes, und zwar sowohl die der Durchschnittswerte wie die für jede von den beiden Gruppen der in den Versuch eingereihten Tiere, sind im Grunde parallel mit den betreffenden Kurven der absoluten Monozytenzahl (Diagramm 5).

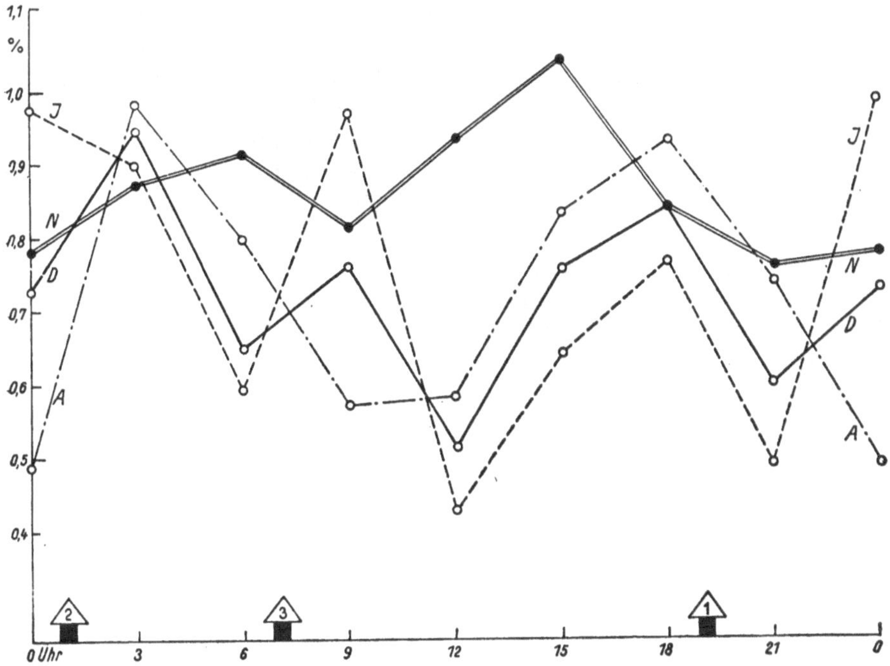

Diagramm 5: Die Änderungen in der relativen Monozytenzahl binnen 24 Stunden bei den Kaninchen mit dem verschobenen Fütterungsrhythmus. Abszisse: Zeitpunkte der Blutabnahmen; Ordinate: die relative Monozytenzahl. A — ältere Kaninchen, D — Durchschnittswerte, J — jüngere Kaninchen, N — Kontrolle beim normalen Fütterungsrhythmus. Die Pfeile geben die Zeit der einzelnen Fütterungen an.

Die Durchschnittswerte der Morgen- und Nachmittagswerte ähnlich wie die Durchschnitte der Nacht- und Tageswerte weisen in der relativen Monozytenzahl keinen signifikanten Unterschied auf.

Mit Rücksicht darauf, daß zwischen einzelnen Durchschnittswerten des Niveaus der absoluten und relativen Monozytenzahl binnen 24 Stunden im Blute der Kaninchen mit normalem Fütterungsrhythmus kein signifikanter Unterschied besteht, und zwischen den Werten desselben Niveaus beim verschobenen Fütterungsrhythmus nur zwei statistisch bedeutende Unterschiede vorkommen, lassen sich die beiden Kurven nicht miteinander vergleichen.

c) Pseudoeosinophilen

Die absolute Pseudoeosinophilenzahl steigt bei verschobenem Fütterungsrhythmus zwischen 0 und 3 Uhr stetig von 793 Pseudoeosinophilen in 1 cmm zu

867 Blutkörperchen und weiter über 920 Pseudoeosinophilen um 6 Uhr, und auf 965 um 9 Uhr bis zu dem einzigen Pseudoeosinophilenmaximum um 12 Uhr. Der Unterschied zwischen den um 0 Uhr und um 12 Uhr festgestellten äußersten Werten ist signifikant (P=0,015). In den Nachmittagsstunden sinkt die absolute Pseudoeosinophilenzahl und zwar zwischen 12 und 15 Uhr von 1120 zu 883 Blutkörperchen, und nach dem vorübergehenden Aufstieg um 18 Uhr auf 961 Blutkörperchen sinkt sie wieder zu 864 Pseudoeosinophilen um 0 Uhr. Statistisch beweiskräftig sind nur Unterschiede zwischen den um 12 und 21 Uhr und um 12 und 0 Uhr festgestellten Werten (P=0,05; 0,015).

Die Spiegelkurve der absoluten Eosinophilenzahl beim verschobenen Fütterungsrhythmus hat also nur ein einziges Minimum (um 0 Uhr), wogegen dieselbe Kurve beim normalen Fütterungsrhythmus binnen 24 Stunden zwei Höhepunkte (um 3 und um 15 Uhr) und zwei Minima (um 9 und 21 Uhr) erreicht.

Der Spiegelkurvenverlauf für jede von den beiden Versuchsgruppen der Kaninchen ist nicht parallel. Das Diagramm 6 stellt aber den parallelen Verlauf der Kurve der jüngeren und der älteren Tiere dar bis auf den Zeitabschnitt zwischen 6 bis 9 Uhr. Der Unterschied zwischen dem Mittelwert der Morgen-

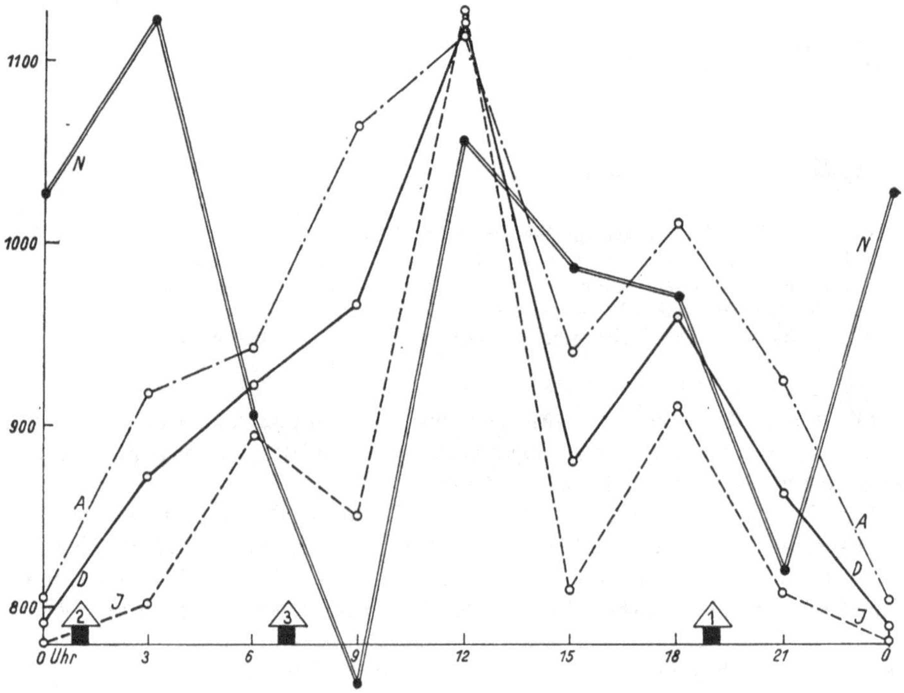

Diagramm 6: Die Änderungen in der absoluten Pseudoeosinophilenzahl binnen 24 Stunden bei den Kaninchen mit dem verschobenen Fütterungsrhythmus. Abszisse: Zeitpunkte der Blutabnahmen; Ordinate: die absolute Pseudoeosinophilenzahl. A — ältere Kaninchen, D — Durchschnittswerte, J — jüngere Kaninchen, N — Kontrolle beim normalen Fütterungsrhythmus. Die Pfeile geben die Zeit der einzelnen Fütterungen an.

und Nachmittagswerte ist nicht beweiskräftig. Der Durchschnitt der Nachtwerte ist bedeutend niedriger als der der Tageswerte, aber nicht einmal in diesem Falle ist der Unterschied signifikant.

Die relative Pseudoeosinophilenzahl ändert sich bei den Kaninchen mit verschobenem Fütterungsrhythmus (siehe Diagramm 7) im Ganzen parallel mit der

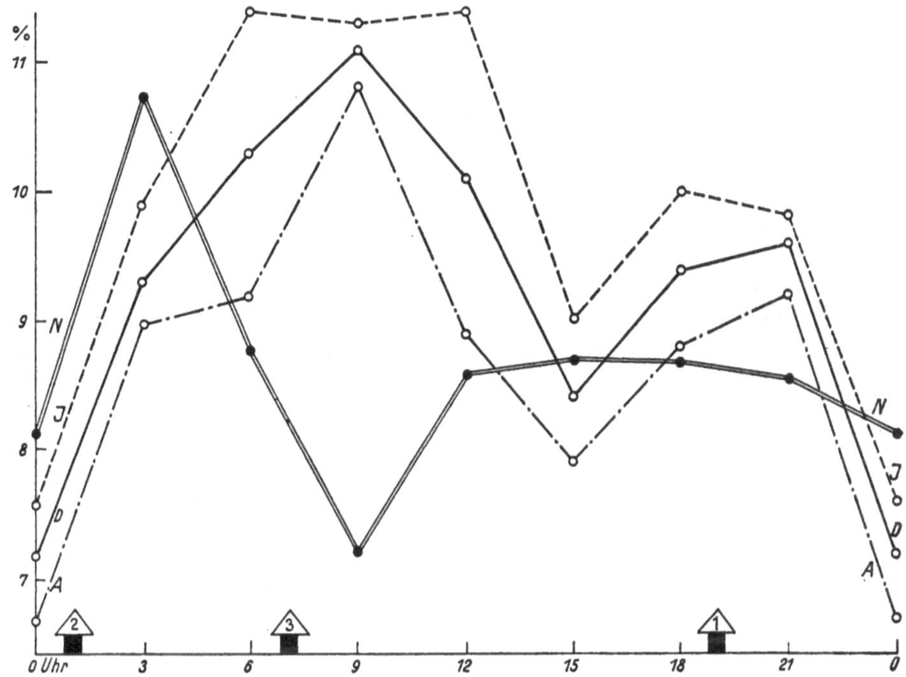

Diagramm 7: Die Änderungen in der relativen Pseudoeosinophilenzahl binnen 24 Stunden bei den Kaninchen mit dem verschobenen Fütterungsrhythmus. Abszisse: Zeitpunkte der Blutabnahmen; Ordinate: die relative Pseudoeosinophilenzahl. A — ältere Kaninchen, D — Durchschnittswerte, J — jüngere Kaninchen, N — Kontrolle beim normalen Fütterungsrhythmus. Die Pfeile geben die Zeit der einzelnen Fütterungen an.

Spiegelkurve ihrer absoluten Zahl. Von dem Mitternachtsmaximum 7,18% steigt die relative Pseudoeosinophilenzahl über 9,32% um 3 Uhr und 10,27% um 6 Uhr auf 11,07 um 9 Uhr. Unterschiede zwischen den um 0 und 6 Uhr und um 0 bis 9 Uhr festgestellten Werten sind signifikant (P=0,0025; 0,0002). Vom Maximum um 9 Uhr ab sinkt die relative Pseudoeosinophilenzahl über 10,05% um 12 Uhr zu 8,36% um 15 Uhr (für den Unterschied zwischen den um 9 und 15 Uhr festgestellten Werten P=0,02). Dann folgt ein neuer Aufstieg auf 9,40% um 18 Uhr und 9,56% um 21 Uhr, welcher aber nicht signifikant ist, wogegen der darauf folgende Abfall zu 7,18 um 0 Uhr statistisch bedeutend ist (P=0,02).

Der Verlauf der eben beschriebenen Kurve (siehe Diagramm 7 D) unterscheidet sich ebenfalls bedeutend von dem Verlaufe der Spiegelkurve der relativen Pseudoeosinophilenzahl bei den Kaninchen mit normalem Fütterungsrhythmus (siehe Diagramm 7 N). Die Kurve N auf Diagramm 7 (normaler Fütterungsrhythmus) steigt dagegen stetig zwischen 0 bis 9 Uhr, fällt dann zwischen 9 und 15 Uhr ab, seigt zwischen 15 und 21 Uhr und sinkt wieder zwischen 21 und 0 Uhr. Beim Verschieben des Fütterungsrhythmus tritt also eine Änderung im Verlauf der Kurve der relativen Pseudoeosinophilenzahl ein. Die relative Pseudoeosinophilenzahl weist keine signifikanten Unterschiede zwischen Morgen- und Nachmittagsmittelwerten aus. Die Nachtmittelwerte sind zwar etwas niedriger als die von den Tageswerten, aber der Unterschied zwischen den beiden ist ebenfalls nicht statistisch bedeutend.

d) Eosinophilen

Die absolute Eosinophilenzahl im Peripherieblut der Kaninchen mit verschobenem Fütterungsrhythmus ändert sich im Ganzen ähnlich wie bei den Tieren, denen das Futter im normalen Rhythmus vorgelegt wurde. Von 0 Uhr bis 3 Uhr morgens tritt ein Sinken vom Mittelwert 77 Eosinophilen in 1cmm zu 48 Eosinophilen in 1 cmm ein. Ein allmählicher Abfall folgt über 43 Blutkörperchen um 6 Uhr, 45 Blutkörperchen um 9 Uhr, zu 42 Blutkörperchen um 12 Uhr. Dann folgt ein Aufstieg zwischen 12 bis 15 Uhr auf 62 Eosinophilen und ein weiteres Sinken zu 43 Blutkörperchen um 18 Uhr und 45 Eosinophilen in 1 cmm um 21 Uhr. Zwischen 21 und 0 Uhr steigt die absolute Eosinophilenzahl auf den Mittelwert von 77 Zellen in 1 cmm. Im Ganzen weist also die Spiegelkurve der absoluten Eosinophilenzahl binnen 24 Stunden, nicht einmal beim verschobenen Fütterungsrhythmus, keine markanten Maxima oder Minima auf (siehe Diagramm 8), und die Unterschiede zwischen einzelnen Werten sind nicht beweiskräftig. Die Kurven für die Tiere sowohl mit dem normalen als auch mit dem verschobenen Fütterungsrhythmus weisen in den Morgen- und Vormittagsstunden ein Sinken im Vergleich zu den höheren nächtlichen, eventuell zu den Frühmorgenstunden auf, um Mittag dann einen Aufstieg mit einem darauffolgenden Sinken in den Abendstunden und mit einem neuen Aufstieg in den Nachtstunden. Das Verschieben des Fütterungsrhythmus ruft also in der Spiegelkurve der absoluten Eosinophilenzahl keine wesentlichen Änderungen hervor.

Die für beide Versuchsgruppen der Tiere konstruierten Kurven haben keinen parallelen Verlauf, zum Unterschied von den Kurven für die Gruppe der jüngeren und der älteren Kaninchen, deren Verlauf ganz parallel ist. Die Unterschiede zwischen einzelnen Werten der Kurve für ältere Tiere sind zwar markanter als bei den jüngeren Kaninchen, sind aber in keinem Falle statistisch beweiskräftig. Auch die Unterschiede zwischen den Morgen- und Nachmittagsgleichwie von den Nacht- und Tagesmittelwerten der absoluten Eosinophilenzahl sind nicht statistisch bedeutend.

Die Niveaus der relativen Eosinophilenzahl, und zwar sowohl der Summarals auch der Teildurchschnitte für beide Versuchsgruppen, ändern sich parallel mit den Niveaus der absoluten Eosinophilenzahl. Nur das Steigen des Summarmittelwertes zwischen 12 und 15 Uhr ist statistisch beweiskräftig (P = 0,03). Ebenso ist der Kurvenverlauf der jüngeren und der älteren Kaninchen parallel (siehe Diagramm 9). Unterschiede zwischen einzelnen Werten für ältere Kanin-

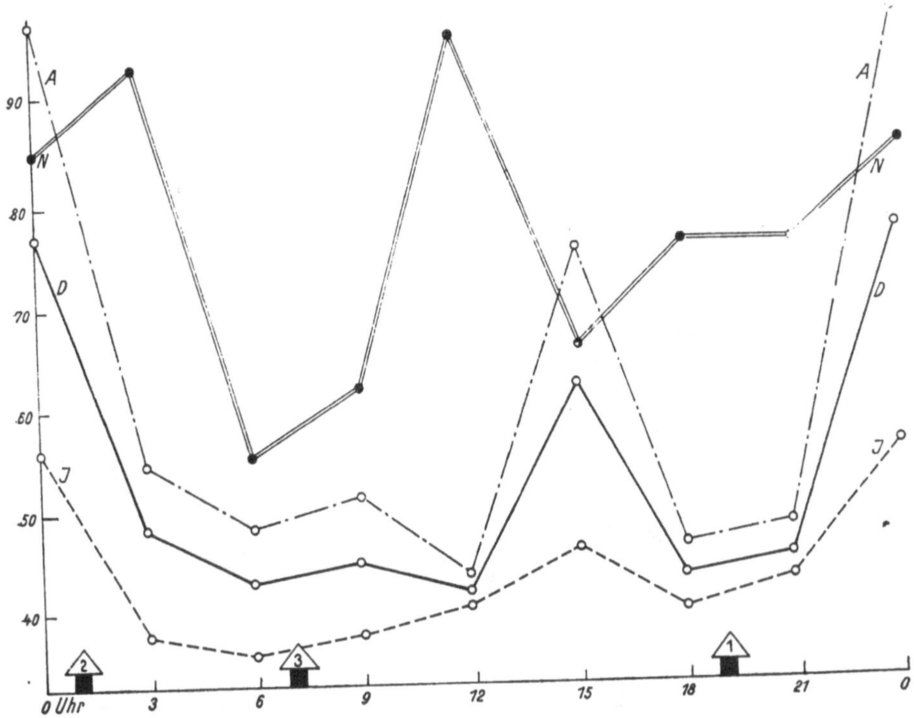

Diagramm 8: Die Änderungen in der absoluten Eosinophilenzahl binnen 24 Stunden bei den Kaninchen mit dem verschobenen Fütterungsrhythmus. Abszisse: Zeitpunkte der Blutabnahmen; Ordinate: die absolute Eosinophilenzahl. A — ältere Kaninchen, D — Durchschnittswerte, J — jüngere Kaninchen, N — Kontrolle beim normalen Fütterungsrhythmus. Die Pfeile geben die Zeit der einzelnen Fütterungen an.

chen sind ebenfalls nicht signifikant, trotzdem sie ausdrucksvoller sind als bei den jüngeren Tieren. Nicht einmal die Unterschiede zwischen den Morgen- und Nachmittags-, ähnlich wie die der Nacht- und Tagesmittelwerte sind bei der relativen Eosinophilenzahl statistisch bedeutend.

e) Basophilen

Die absolute Basophilenzahl im Blute der Kaninchen mit verschobenem Fütterungsrhythmus steigt von dem niedrigsten Werte 103 Blutkörperchen in 1 cmm um 0 Uhr langsam über 114 Basophilen um 3 Uhr und 122 um 6 Uhr auf 177 Zellen um 9 Uhr. Der Unterschied zwischen den um 0 Uhr und um 9 Uhr festgestellten Werten ist statistisch beweiskräftig (P = 0,03). Nach dem Sinken zwischen 9 und 12 Uhr zu 156 Basophilen beginnt eine neuer Aufstieg auf den Durchschnittswert 159 Basophilen um 15 Uhr und 217 Basophilen um 18 Uhr, was der höchste Durchschnittswert der absoluten Basophilenzahl ist. Zwischen 18 und 21 Uhr kommt es zum signifikanten Sinken von 217 Basophilen auf 119

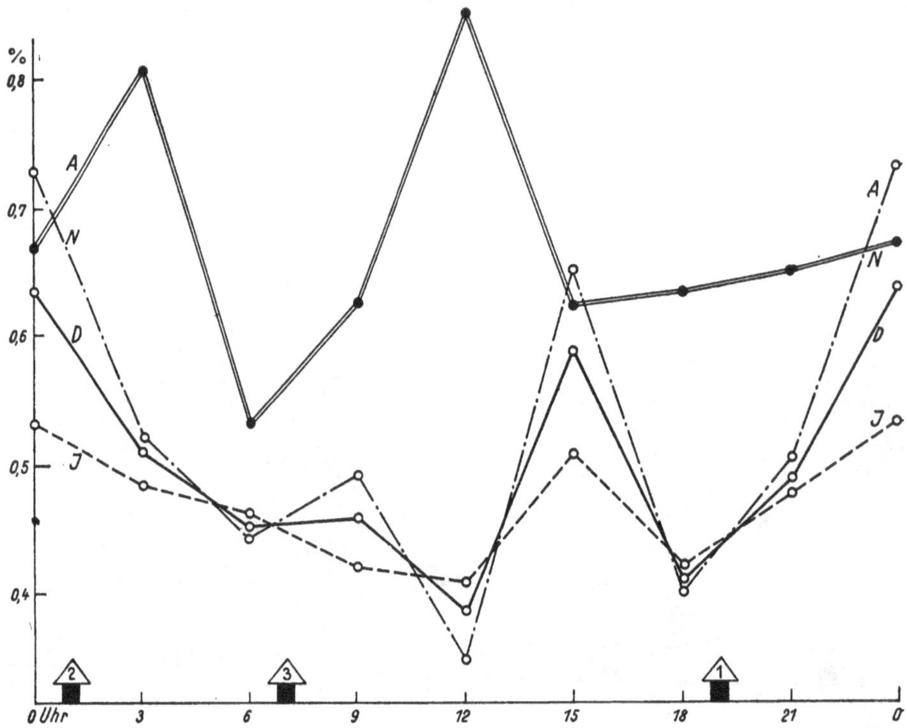

Diagramm 9: Die Änderungen in der relativen Eosinophilenzahl binnen 24 Stunden bei den Kaninchen mit dem verschobenen Fütterungsrhythmus. Abszisse: Zeitpunkte der Blutabnahmen; Ordinate: Die relative Eosinophilenzahl. A — ältere Kaninchen, D — Durchschnittswerte, J — jüngere Kaninchen, N — Kontrolle beim normalen Fütterungsrhythmus. Die Pfeile geben die Zeit der einzelnen Fütterungen an.

Blutkörperchen (P = 0,024) und zu 103 Blutkörperchen in 1 cmm um 0 Uhr. Der Unterschied zwischen den um 18 Uhr und um 0 Uhr festgestellten Werten ist beweiskräftig (P = 1,0027).

Vergleicht man die eben beschriebene Spiegelkurve (Diagramm 10) mit der der absoluten Basophilenzahl bei den Tieren mit normalem Fütterungsrhythmus, sieht man, daß der Verlauf der beiden Kurven voneinander differiert. Aber aus dieser Differenz des Verlaufes der beiden Kurven lassen sich vorläufig keine Schlußfolgerungen ziehen, denn weder die einzelnen Kurven für beide Versuchsgruppen noch die Kurven für die Gruppe der jüngeren und der älteren Kaninchen bei den Tieren mit verschobenem Fütterungsrhythmus haben parallelen Verlauf. Ebenso ist der Anteil der Basophilen an der gesamten Leukozytenzahl zu klein, als daß sich aus dem Verlaufe seiner Tageskurve gewichtig auf wesentliche, durch das Verschieben des Fütterungsrhythmus hervorgerufene Änderungen schließen ließe. Unterschiede in Morgen- und Nachmittagsmittelwerten der absoluten Basophilenzahl sind nicht statistisch beweiskräftig, wogegen die der Nacht- und Tagesmittelwerte hoch signifikant (P = 0,00047) sind.

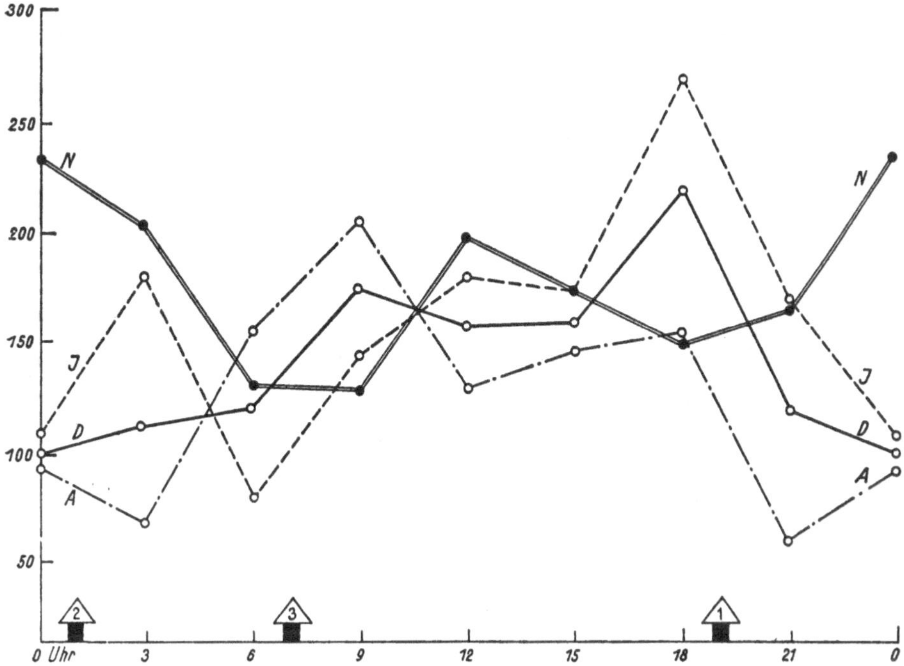

Diagramm 10: Die Änderungen in der absoluten Basophilenzahl binnen 24 Stunden bei den Kaninchen mit dem verschobenen Fütterungsrhythmus. Abszisse: Zeitpunkte der Blutabnahmen; Ordinate: die absolute Basophilenzahl. A — ältere Kaninchen, D — Durchschnittswerte, J — jüngere Kaninchen, N — Kontrolle beim normalen Fütterungsrhythmus. Die Pfeile geben die Zeit der einzelnen Fütterungen an.

Die Spiegelkurve der relativen Basophilenzahl der Kaninchen mit verschobenem Fütterungsrhythmus (siehe Diagramm 11) läuft parallel mit der Spiegelkurve der absoluten Zahl dieser Blutkörperchen. Ebenso ist der Verlauf der Kurven für jede von den beiden Versuchsgruppen – gleichfalls wie für die der jüngeren und der älteren Kaninchen – nicht parallel. Auch die Unterschiede zwischen den Morgen- und Nachmittagsmittelwerten der relativen Basophilenzahl sind nicht signifikant, wogegen der Unterschied zwischen den Nacht- und Tagesmittelwerten – ähnlich wie bei der absoluten Basophilenzahl – statistisch bedeutend (P = 0,003) ist.

Aus den angeführten *Ergebnissen der Analyse des Änderungen-Verlaufes im weißen Blutbilde der Kaninchen mit verschobenem Fütterungsrhythmus* sieht man, daß die Spiegelkurven der gesamten Leukozytenzahl und der absoluten Lymphozytenzahl sowohl beim normalen als auch beim verschobenen Fütterungsrhythmus ganz parallel verlaufen, wogegen die der relativen Lymphozytenzahl und der absoluten und relativen Pseudoeosinophilenzahl beim verschobenen Fütterungsrhythmus einen, von dem Verlaufe der Spiegelkurven derselben Leukozytentypen beim normalen Fütterungsrhythmus deutlich abweichenden Verlauf

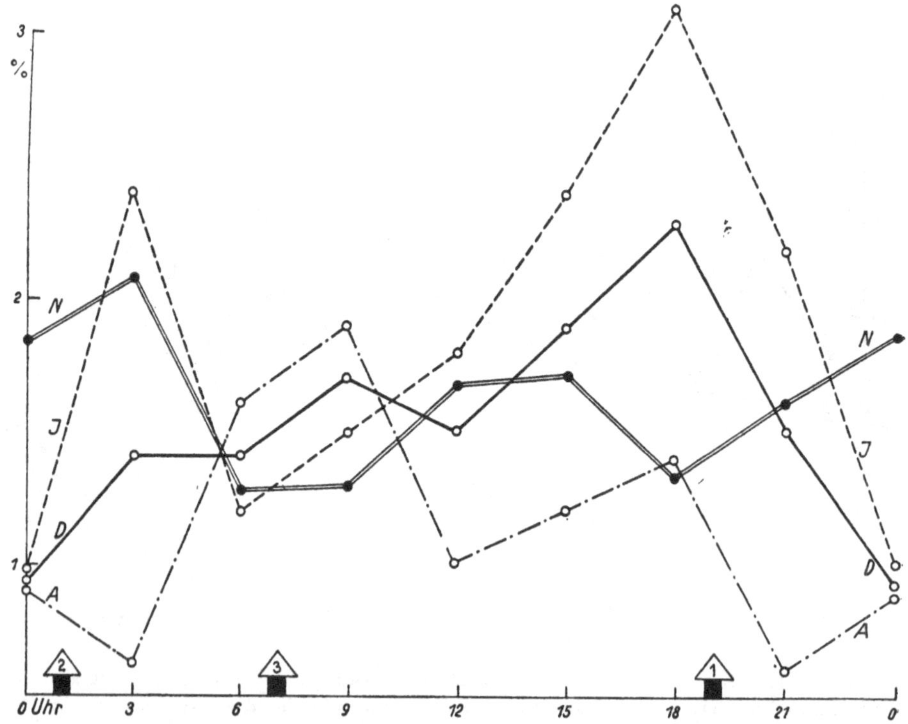

Diagramm 11: Die Änderungen in der relativen Basophilenzahl binnen 24 Stunden bei den Kaninchen mit dem verschobenen Fütterungsrhythmus. Abszisse: Zeitpunkte der Blutabnahmen; Ordinate: die relative Basophilenzahl. A — ältere Kaninchen, D — Durchschnittswerte, J — jüngere Kaninchen, N — Kontrolle beim normalen Fütterungsrhythmus. Die Pfeile geben die Zeit der einzelnen Fütterungen an (siehe Seite 307).

haben. Aus den Unterschieden zwischen dem Verlaufe der Spiegelkurven der absoluten und relativen Monozyten-, Eosinophilen- und Basophilenzahl, soweit sie vorkommen, können keine Schlußfolgerungen gezogen werden, denn diese Leukozytentypen bildeten in unseren Versuchsbedingungen keinen ausgeprägten 24stündigen Rhythmus, der durch das Verschieben des Fütterungsrhythmus beweiskräftig geändert werden könnte.

IV. Diskussion der Ergebnisse

In der Übersicht der Ergebnisse ist schon angeführt worden, daß die Spiegelkurven der gesamten Leukozyten- und der absoluten Lymphozytenzahl in unseren Versuchen, sowohl beim normalen als auch beim verschobenen Fütterungsrhythmus parallel verliefen, wogegen die der relativen Lymphozyten- und der absoluten und relativen Pseudoeosinophilenzahl bei verschobenem Fütterungsrhythmus von einem deutlich abweichenden Verlaufe sind.

Wollen wir die durch das Verschieben des Fütterungsrhythmus hervorgerufenen Änderungen in dem weißen Blutbilde verwerten, können wir uns nicht mit bloßer Berücksichtigung der Tendenz der einzelnen Abschnitte der betreffenden Kurven zufriedenstellen, sondern es ist nötig, die Beweiskraft der einzelnen Unterschiede sorgfältig zu schätzen. Zu diesem Zwecke haben wir folgende Auswertungsweise gewählt: alle ausgewerteten Kurven haben wir in vier Tageszeitquartillen geteilt, je nach 6 Stunden (0 Uhr – 6 Uhr, 6 Uhr – 12 Uhr, 12 Uhr – 18 Uhr, 18 Uhr – 24 Uhr), und zwar so, daß in jedem von den drei nacheinander folgenden Quartillen eine Stunde nach ihrem Beginn das Futter gereicht wurde (das heißt um 7 Uhr, um 13 Uhr und um 19 Uhr in den Quartillen der Kurve des normalen Fütterungsrhythmus und um 1 Uhr, um 7 Uhr und um 19 Uhr in den Quartillen der Kurve des verschobenen Rhythmus). Unterschiede zwischen dem Verlaufe der, von den Werten der einzelnen Bestandteile des weissen Blutbildes beim normalen oder verschobenen Fütterungsrhythmus konstruierten Kurven beurteilten wir immer nach den einzelnen Quartillen. Die Analysen der Kurven haben wir nach zwei Standpunkten durchgeführt:

1. Was für Unterschiede gibt es immer zwischen zwei einander entsprechenden Kurven des Änderungsverlaufes des bestimmten Bestandteiles des weißen Blutbildes (das heißt der gesamten Leukozytenzahl und der absoluten und relativen Lymphozyten- und Pseudoeosinophilenzahl) in denselben Tagesquartillen bei beiden Fütterungsalternativen (siehe Tab. 1).
2. Was für Unterschiede gibt es im Verlaufe der betreffenden Kurven in den Quartillen, in denen das gleiche Futter ohne Rücksicht auf die Tageszeit gereicht wurde? D. h. es wurde der Verlauf der Änderungskurven der einzelnen Leukozytentypen im Tagesquartill 6 Uhr – 12 Uhr bei normalem Fütterungsrhythmus mit dem der entsprechenden Kurven im Quartill 18 Uhr – 24 Uhr beim verschobenen Fütterungsrhythmus verglichen, und auf die gleiche Weise wurden die Quartillen 12 Uhr – 18 Uhr und 18 Uhr – 24 Uhr für den normalen Rhythmus mit den 0 Uhr – 6 Uhr und 6 Uhr – 12 Uhr-Quartillen für den verschobenen Fütterungsrhythmus verglichen (siehe Tab. 2).

In den Tabellen sind die Ergebnisse mit Angaben der Beweiskraft verarbeitet und zwar einerseits gesondert in jeder Hälfte des betreffenden Quartilles, anderseits im ganzen Quartill.

1. Unterschiede im Kurvenverlauf in zeitgleichen Tagesquartillen

In einzelnen einander zeitentsprechenden Quartillen weisen die Spiegelkurven der gesamten Leukozyten- und der absoluten Lymphozytenzahl bei beiden

Tabelle 1. *Übersicht der Unterschiede im weißen Blutbilde des Kaninchens beim normalen und beim verschobenen Fütterungsrhythmus zu derselben Zeit. + = Aufstieg der Blutkörperchen; Zahlen in Klammern bezeichnen die Beweiskräftigkeit des Abfalles oder des Aufstieges der Leukozytenzahl im betreffenden Zeitabschnitt (höhere Werte als 0,05 werden nicht angeführt). — = Abfall der Blutkörperchen, 0 = kein Unterschied, L = Leukozyten, Ly = Lymphozyten, P = Pseudoeosinophilen.*

Die absoluten Leukozytenwerte

	Normaler Fütterungsrhythmus			Verschobener Fütterungsrhythmus		
Uhr	0—3	3—6	0-6	0-3	3—6	0—6
L	— (0,001)	+	— (0,0012)	— (0,045)	+	—
Ly	— (0,001)	+ (0,006)	— (0,001)	— (0,0025)	+	— (0,06)
P	/—	—	—	+	+	+
Uhr	6—9	9—12	6—12	6—9	9—12	6-12
L	+	+ (0,024)	+ (0,024)	—	+ (0,02	+
Ly	+	+ (0,013)	+ (0,005)	—	+ (0,001)	+ (0,01)
P	— (0,045)	+ (0,001)	+	+	+	+
Uhr	12—15	15—18	12—18	12—15	15 - 18	12—18
L	—	—	—	—	—	—
Ly	—	—	— (0,024)	—	—	— (0,04)
P	—	—	—	—	+	—
Uhr	18—21	21 - 24	18—24	18—21	21—24	18—24
L	—	+ (0,001)	+ (0,012)	+	+ (0,05)	+
Ly	— (0,04)	+ (0,001)	+ (0,001)	—	+ (0,012)	+ (0,024)
P	—	+ (0,04)	-	—	—	—

Die relativen Leukozytenwerte

Uhr	0—3	3—6	0-6	0—3	3—6	0—6
Ly	— (0,02)	+ (0,01)	0	—	—	— (0,01)
P	+ (0,01)	— (0,04)	+	+	+	+ (0,0025)
Uhr	6-9	9—12	6—12	6—9	9—12	6—12
Ly	+	— (0,024)	—	—	+	+
P	— (0,04)	+ (0,03)	—	+	—	—
Uhr	18—21	21—24	18—24	18—21	21—24	18—24
Ly	—	+	0	+	+	+ (0,005)
P	—	—	—	+	— (0,02)	— (0,025)

Tabelle 2. *Übersicht der Unterschiede im weißen Blutbilde des Kaninchens beim normalen und beim verschobenen Fütterungsrhythmus in den Zeitintervallen, in denen das gleichartige Futter gereicht wurde. Zahlen in Klammern bezeichnen die Beweiskräftigkeit des Aufstieges oder des Abfalles der Leukozytenzahl im betreffenden Zeitabschnitte (höhere Werte als 0,05 werden nicht angeführt). + = Aufstieg der Blutkörperchen, — = Abfall der Blutkörperchen, 0 = kein Unterschied, L = Leukozyten, Ly = Lymphozyten, P = Pseudoeosinophilen.*

Die absoluten Werte

	Normaler Fütterungsrhythmus			Verschobener Fütterungsrhythmus		
1. Fütterung:						
Uhr	6—9	9—12	6—12	18—21	21—24	18—24
L	+	+ (0,024)	+ (0,024)	—	+ (0,05)	+
Ly	+	+ (0,013)	+ (0,006)	—	+ (0,012)	+ (0,024)
P	— (0,045)	+ (0,001)	+	—	—	—
2. Fütterung:						
Uhr	12—15	15—18	12—18	0—3	3—6	0—6
L	—	—	—	— (0,045)	+	—
Ly	—	-	— (0,024)	— (0,0025)	+	— (0,006)
P	—	—	—	+	+	+
3. Fütterung:						
Uhr	18—21	21—24	18—24	6—9	9—12	6—12
L	—	+ (0,001)	+ (0,012)	—	+ (0,02)	+
Ly	—	+ (0,001)	+ (0,001)	—	+ (0,001)	+ (0,001)
P	—	+	+	+	+	+

Die relativen Werte

	Normaler Fütterungsrhythmus			Verschobener Fütterungsrhythmus		
1. Fütterung:						
Uhr	6 9	9—12	6—12	18—21	21—24	18—24
Ly	+	— (0,024)	—	+	+	+ (0,006)
P	— (0,04)	+ (0,03)	—	+	— (0,02)	— (0,025)
2. Fütterung:						
Uhr	12—15	15—18	12—18	0—3	3—6	0—6
Ly	—	+	+	—	—	— (0,01)
P	+	—	+	+	+	+ (0,0025)
3. Fütterung:						
Uhr	18—21	21—24	18—24	6-9	9—12	6—12
Ly	—	+	0	—	+	+
P	—	—	—	+	—	—

Fütterungsalternativen immer in denselben Zeitquartillen gleichen Verlauf auf; der Änderungsverlauf der relativen Lymphozyten- und der absoluten und relativen Pseudoeosinophilenzahl weicht dagegen unter denselben Umständen ab, besonders im 1. und 4. Quartill (d. h. von 0 bis 6 Uhr und von 18 bis 24 Uhr). Nähere Einzelheiten enthält die Tab. 1. Änderungen im Kurvenverlauf der absoluten und relativen Monozyten-, Eosinophilen- und Basophilenzahl wurden nicht verglichen, denn diese Typen wiesen in unseren Versuchen binnen 24 Stunden keine genügend deutlichen und regelmäßigen Ausschläge auf.

2. *Unterschiede im Kurvenverlauf in den Quartillen, wo das gleiche Futter gereicht wurde*

Durch die Vergleichung der Änderungen im Kurvenverlauf in den Quartillen mit gleichem Futter kommen wir zu denselben Ergebnissen wie im vorhergehenden Absatze. Kurven der gesamten Leukozyten- und der absoluten Lymphozytenzahl haben ebenfalls einen parallelen Verlauf in beiden Versuchsalternativen immer in den Quartillen mit gleichem Futter; Kurven der relativen Lymphozyten- und der absoluten und relativen Pseudoeosinophilenzahl weisen dagegen in den entsprechenden Quartillen keine übereinstimmende Tendenz auf. Wieweit diese verschiedenen Tendenzen beweiskräftig sind, sieht man aus der Tab. 2. Änderungen im Kurvenverlauf der anderen Leukozytentypen wurden ebenfalls ausgewertet aus den schon früher angeführten Gründen.

3. *Ergebnisse der beiden Gruppen*

Aus der Analyse der Ergebnisse der beiden Gruppen folgen einige interessante Erkenntnisse. Wie wir schon angeführt haben, weisen die Kurven der gesamten Leukozyten- und der absoluten Lymphozytenzahl sowohl zu gleichen Tagesabschnitten als auch in Quartillen mit gleicher Fütterung einen durchaus parallelen Verlauf auf, so daß sich bei den Bedingungen, unter denen unsere Versuche durchgeführt wurden, binnen 8tägiger Periode keine reproduzierbaren Abweichungen im Kurvenverlauf dieser Bestandteile des weißen Blutbildes durch den Einfluß des Verschiebens der Fütterungszeit feststellen ließen. Die Kurven des Änderungsverlaufes der relativen Lymphozyten- und der absoluten und relativen Pseudoeosinophilenzahl zeigten in unseren Versuchen weder zu gleichen Tagesabschnitten noch in Quartillen mit gleicher Fütterung einen parallelen Verlauf. Soweit hier antagonistische Tendenzen vorkommen, waren sie nicht genügsam bedeutend (siehe Tab. 1 und 2).

Es ist kaum möglich, die eben beschriebenen Ergebnisse auf der Grundlage der Vergleichung mit den Literaturangaben zu erklären, denn es ist uns nicht gelungen, in der Literatur eine ähnlich gerichtete Arbeit zu finden. Deswegen fügen wir nur einige Bemerkungen bei, natürlich mit dem nötigen Vorbehalt, unseren Deduktionen keine Endgültigkeit zuzuschreiben.

Obwohl sich der Zeitverlauf der Spiegelkurven der gesamten Leukozyten- und der Lymphozytenzahl im Blute der Kaninchen mit verschobenem Fütterungsrhythmus in unseren Versuchen von dem Verlaufe der entsprechenden Kurven für Tiere mit normalem Rhythmus nicht unterschied, können wir noch nicht auf der Grundlage unserer Ergebnisse die Schlußfolgerung ziehen, daß sich der Einfluß des Verschiebens der Fütterungszeit beziehungsweise der Verschiebung der Tagesaktivität vom Tage auf die Nacht (siehe noch später) auf den Änderungsverlauf dieser Bestandteile des weißen Blutbildes binnen 24 Stunden nicht geltend machte. Die eventuellen Änderungen können nämlich maskiert werden und zwar durch die Form der Kurven, welche bei der gesamten Leukozyten- und bei der absoluten Lymphozytenzahl fast ganz symmetrisch sind, das heißt, sie haben Maxima um Mitternacht und zu Mittag, und Minima abends und morgens, und die nächtlichen Teile der Kurven sind den täglichen Teilen ähnlich, so daß sich der Einfluß des Verschiebens vom Tag auf die Nacht nicht durch die Änderung der Kurvenform erweisen muß, denn es kann sich bei dem beiläufig sinusoidähnlichen Verlauf um Verschieben um eine ganze Phase handeln.

Diese Eigenschaften der erwähnten Kurven waren uns natürlich vor Beginn des Versuches nicht bekannt, und es war nicht einmal möglich, sie aus den bisherigen Literaturangaben festzustellen (siehe das Kapitel über Literaturangaben), denn diesbezüglich sind unsere Feststellungen für die Wissenschaft neu. Der analoge Verlauf des Spiegels der absoluten Lymphozytenzahl mit der gesamten Leukozytenzahl folgt aus ihren quantitativen Verhältnissen, wie es schon angegeben worden ist.

Die relative Lymphozyten- und die absolute und relative Pseudoeosinophilenzahl zeichnen sich allgemein durch einen teilweise unparallelen Verlauf der Kurven für einzelne Versuchsgruppen aus, was darauf hinweist, daß die einzelnen Mittelwerte der betreffenden Spiegelkurven nicht genügend feste sind. Deshalb haben wir bei diesen Leukozytentypen das gewonnene Material nicht für hinreichend zu jedweden Schlußfolgerungen in der angedeuteten Beziehung gehalten.

Eine offene Frage bleibt, ob die 8tägige Periode zur Adaptation und Stabilisierung der Leukozytenreaktion auf die veränderten Fütterungsbedingungen nicht allzu kurz sei. Die Auswertung unserer Versuche, die – wie wir schon in der Einleitung erwähnt haben – das Verfolgen der Änderungen binnen kurzer Versuchsperioden erforderte, gibt nicht die Möglichkeit, auf Grund unserer Ergebnisse die angeführte Frage zu beantworten.

Eine augenblickliche Leukozytenreaktion auf das Futterreichen, wie sie einige Autoren beschreiben (z. B. D'ERAMO 1948, WACHHOLDER 1949, KISELEVA 1951, LIESEGANG und VOGEL 1954 u. a.), haben wir nicht bemerkt. Unsere Ergebnisse schließen die mögliche Adaptation des weißen Blutbildes an die alimentären Anregungen nach längerer Zeit nicht aus, wie sie HALBERG und VISSCHER (1953) bei Eosinophilen und TRZERBSKI (1954) bei Leukozyten beim Verschieben des Frühstücks um 1 bis 2 Stunden erwähnen, können diese aber wegen der zu kurzen Versuchszeit nicht bestätigen.

Bevor wir diese Diskussion schließen, fügen wir noch einige Anmerkungen über die *motorische Aktivität der Versuchstiere* bei. In unseren Versuchen haben wir bei den Versuchskaninchen eine sehr rasche Adaptation auf die veränderte Zeit und Weise des Futterreichens bemerkt. Die im normalen Rhythmus gefütterten Tiere zeigten um 13 Uhr, das heißt zur gewöhnlichen Fütterungszeit, eine sehr rege motorische Aktivität, dagegen bei den Kaninchen mit verschobenem

Rhythmus, die das Futter anstatt um 13 Uhr um 1 Uhr in der Nacht bekamen, war die Mittagsaktivität minimal, die Tiere lagen bei der Ankunft der Mästerin meistens ruhig und schliefen. Um 1 Uhr in der Nacht waren die Verhältnisse umgekehrt. Die Tiere mit verschobenem Fütterungsrhythmus waren sehr munter, die Kaninchen mit normalem Fütterungsrhythmus schliefen dagegen am Hinterrande des Kaninchenstalls. Den Einfluß der Futteraufnahme auf die Intensität und die Zeiteinteilung der Tagesaktivität bei den Kaninchen verfolgten KLEITMAN und ENGELMANN (1947) und stellten fest, daß die Tagesaktivität periodisch wurde mit der Maximalintensität zur Zeit vor und nach der Fütterung, falls die Tiere einen freien Zutritt zur Nahrung nur zur bestimmten Tageszeit hatten. HALBERG und VISSCHER (1950) halten den Antritt der Tagesaktivität bei den Tieren für eine bestimmte Art von Streß, welcher ein Sinken in der Zahl einiger Leukozytenarten, speziell der Eosinophilen hervorrufen kann, und erklären so das nächtliche niedere Eosinophilenniveau bei den Mäusen, denn diese haben Maximum der Tagesaktivität bei der Nacht.

Obwohl sich in unseren Versuchen die Kaninchen durch ihr Benehmen sehr schnell dem veränderten Fütterungsrhythmus angepaßt haben, läßt sich nicht dasselbe, wie es schon aus den früher angeführten Angaben ersichtlich ist, von den Veränderungen im weißen Blutbilde sagen.

V. Zusammenfassung

Wir verfolgten die Änderungen der gesamten und differenzialen Leukozytenzahl im Blute der erwachsenen, jungen Wienerischen blauäugigen Kaninchen binnen 8 Tagen beim normalen (d. h. Fütterung um 7, 13 und 19 Uhr) und verschobenen (d. h. Fütterung um 19, 1 und 7 Uhr) Fütterungsrhythmus und gelangten zu folgenden neuen Erkenntnissen: Die Spiegelkurven der gesamten Leukozytenzahl und der absoluten Lymphozytenzahl verlaufen ganz parallel wie beim normalen so auch beim verschobenen Fütterungsrhythmus, wogegen die der relativen Lymphozyten- und der absoluten und relativen Pseudoeosinophilenzahl beim verschobenen Fütterungsrhythmus einen deutlich abweichenden Verlauf von dem der Kurven derselben Leukozytentypen beim normalen Fütterungsrhythmus haben. Aus den Unterschieden zwischen dem Verlaufe der Spiegelkurven der absoluten und relativen Monozyten-, Eosinophilen- und Basophilenzahl können keine weiteren Schlußfolgerungen gezogen werden, weil diese Leukozytentypen unter unseren Versuchsbedingungen keinem ausgeprägten 24 stündigen Rhythmus unterliegen, der sich durch das Verschieben des Fütterungsrhythmus beweiskräftig verändern ließe (siehe Tab. 1 und 2, Diagramme 1 bis 11).

Wie aus den Tabellen 1 und 2 hervorgeht, haben die Kurven der gesamten Leukozyten- und der absoluten Lymphozytenzahl im Blute der Tiere bei dem normalen wie dem verschobenen Fütterungsrhythmus einen parallelen Verlauf nicht nur was dieselbe Tageszeit, sondern auch was den Zeitraum nach derselben Fütterung (zur ungleichen Tageszeit) betrifft. Aus diesen Ergebnissen läßt sich aber nicht schließen, daß das Verschieben der Fütterungszeit den Kurvenverlauf nicht beeinflußt habe, denn die eventuellen Änderungen können maskiert werden durch die Form der Kurven, deren Tages- und Nachtabschnitte fast symmetrisch sind. Die Spiegelkurven der relativen Lymphozyten- und der absoluten und relativen Pseudoeosinophilenzahl wiesen in unseren Versuchen weder zu gleichen Tageszeiten noch in den Zeitabschnitten mit gleicher Fütterung einen parallelen Verlauf aus. Soweit sich antagonistische Tendenzen erwiesen, zeigten sie sich nicht als genug beweiskräftig. Eine augenblickliche Leukozytenreaktion auf die Änderung des Fütterungsrhythmus stellte sich nicht ein, aber unsere Ergebnisse schließen die Adaptation des weißen Blutbildes an die alimentären Anlässe nach einer längeren Zeit als 8 Tage nicht aus.

Aus den angeführten Ergebnissen erscheinen für weitere Versuchs- und Forschungsarbeiten folgende Schlüsse von Bedeutung: Bei Untersuchungen des weißen Blutbildes des Kaninchens ist es nötig:

a) die Versuche und vor allem die Blutabnahmen immer zu derselben Tageszeit durchzuführen;
b) den vor dem Versuchsbeginn üblichen Fütterungsrhythmus beständig einzuhalten;
c) parallel mit der Versuchsgruppe das weiße Blutbild auch bei einer genügend zahlreichen Kontrollgruppe zu verfolgen;
d) die Ergebnisse dürfen nur als G r u p p e n e r s c h e i n u n g, d. h. statistisch ausgewertet werden;
e) die Versuchsgruppen von 8 Tieren erwiesen sich zu diesem Zwecke als genügend.

VI. Literaturverzeichnis

[1] BRILLA, G., 1953: Pflügers Archiv f. d. ges. Phys. 257, 285.
[2] BRINKENHOFF, W. A. a. TYZZER, E. E., 1902: Jour. Med. Res. 7, 191.
[3] CASEY, A. E., 1940: Proc. Soc. Exp. Biol. Med. 45, 863.
[4] DUNGER, R., 1910: Münch. med. Wchschr. 57, 1942.
[5] D'ERAMO, N., 1948: Fisiologia e Medicina XVI, N 4.
[6] FISCHER, R. A., 1948: Statistical Methods for Research Workers — London.
[7] FUCHS, HERMINE, 1937: Übt die Form der Ernährung auf das Blutbild des Kaninchens einen Einfluß aus? — Besingheim pp 13.
[8] GRAF, W. u. SWENSON, A., 1950: J. of Pathol. and Bacteriol. LXII, 419.
[9] GYLLENSWÄRD, C., 1930: Acta Paediatrica X, Suppl. I.
[10] HALBERG, F. u. VISSCHER, M. B., 1950: Proc. Soc. Exp. Biol. Med. 75, 846.
[11] HALBERG, F. u. VISSCHER, M. B., 1952: Am. J. Physiol. 168, 732.
[12] HALBERG, F. et al., 1953: Am. J. Physiol. 174, 109.
[13] HARM, HELGA, 1954: Folia Haematol. 72, 129.
[14] CHENG, J. S., 1930: Am. J. of Hyg. 11, 449.
[15] KISELEVA, S. K., 1951: Kliničeskaja medicina 29, 43.
[16] KLEITMAN, N. a. ENGELMANN, I., 1947: Fed. Proc. 6, 143.
[17] KLIENEBERGER u. CARL WALTHER, 1910: Zentralbl. f. inn. Med. 31, 601.
[18] LOUWERENS, B. a. SMELIK, P. G., 1954: Acta Endocrinologica 16, 377.
[19] LIESEGANG, ELISABETH u. VOGEL, G., 1954: Arch. f. Tierernähr. 50.
[20] MENSCHIKOV, F. K., 1953: Terapvt. Arch. 25, 12.
[21] PROKŠOVÁ M., 1956 a: Československá morfologie (im Druck).

[22] PROKŠOVÁ, M., 1956 b: Scripta medica (im Druck).
[23] PROKŠOVÁ, M., 1956/57: Wiss. Arb. VUK CSAZV (im Druck).
[24] RANDOLPH, T. G., 1949: J. Lab. and Clin. Med. 34, 1696.
[25] RIEDER, 1892: Arbeiten med. klin. Inst. München, A 8, 185 (ex RUD 1947).
[26] RUD, F., 1947: Acta psychiatr. et neurol. Suppl. XI.
[27] SCHERMER, S., 1954: Die Blutmorphologie der Laboratoriumstiere. — Leipzig.
[28] SCHULTZ, 1893: Dtsch. Arch. f. klin. Med. 51, 234.
[29] SCHWEIZER, MALVINE, 1953: Endocrinology 53, 293.
[30] SZABUNIEWICZ, B., 1928 a: Pflügers Arch. f. d. ges. Physiol. 220, 35.
[31] SZÁBUNIEWICZ, B., 1928 b: Pflügers Arch. f. d. ges. Physiol. 220, 354.
[33] SZABUNIEWICZ, B., 1928 c: Med. dóswiadcz i spol. 8, 354.
[33] TSCHICHIKOW, W. G., 1927: Folia haematol. 34, 125.
[34] TRZEBSKI, A., 1954: Acta physiol. Polonica 5, 213.
[35] VARTIAINEN, I. u. APALATHI, J., 1953: J. Clin. Endocrin. 13, 1502.
[36] VIDEBACK, A., 1946: Acta medica Scandinavica 123, 448.
[37] WACHHOLDER, K. et al. 1949: Pflügers Arch. f. d. ges. Physiol. 251, 459.
[38] WIESNER, E., 1953: Arch. f. Geflügelzucht und Kleintierkunde 2, 112.
[39] WIRTH, D., 1950: Grundlagen einer klinischen Hämatologie der Haustiere. Wien und Insbruck.

Eingegangen am 19. 7. 56

Aus dem Institut für Tierphysiologie und Tierernährung der Universität Göttingen
(Direktor: Prof. Dr. Dr. W. LENKEIT)

W. LENKEIT und *K.-H. SIECK*

Veränderungen der Zellwandbestandteile (Zellulose, Pentosane, Pektine, Lignin) von Rübenblatt durch die künstliche Trocknung und ihr Einfluß auf Stoffwechselvorgänge, nach Versuchen an Schafen

I. Einleitung

In den bisherigen Untersuchungen über die Veränderungen der Nährstoffe durch die künstliche Trocknung stehen Eiweiß und Carotin im Vordergrund. Es liegen auch nur wenige Versuche vor mit einer Gegenüberstellung von frischem und von getrocknetem Gut gleicher Herkunft [20, 21, 39, 37, 18]). HEINZL [9] fand die im Trockengras für die Bildung von Körperfett zur Verfügung stehende Energie-gegenüber dem frischen Gras um 16–17% vermindert.

Es ergibt sich die Frage, wie weit tritt auch eine Veränderung der Zellwandbestandteile durch die Trocknung ein, und wie wirken sich diese auf die Verdaulichkeit und Energieverwertung aus? Wenig ist darüber bekannt; daher wurden die folgenden Untersuchungen an Schafen mit Rübenblatt durchgeführt. Da die „Weender Rohfasermethode" nur einen Teil der Zellwandbestandteile erfaßt [2, 31], wurden die wichtigsten Zellwandbestandteile Zellulose, Pentosane, Pektine, Lignin bestimmt. Über die Natur dieser Stoffe liegen neuere Arbeiten vor ([10, 11, 12, 13, 6, 35, 38, 2]).

II. Methodik

1. *Futtermittel*

Es wurde ausgereiftes Rübenblatt als Versuchsfutter ausgewählt. Auf einem größeren Schlag Rüben wurden von einem Stück mit gleichmäßig entwickeltem Wachstum die Rübenblätter gewonnen. Das frische Rübenblatt ohne Köpfe wurde jeden zweiten Tag von Hand geerntet, anschließend sofort gewaschen, gehäckselt und zur Ration eingewogen.

Jeweils in der Mitte einer Frischblatt-Versuchsperiode wurden größere Mengen gesammelt und wenige Stunden nach dem Ernten in einem Schnellumlauf-Trockner mit vorgeschalteter Trommel (Büttner) getrocknet.

Vor dem Trocknungsprozeß wurde das Rübenblatt von einem Zerreißer zerkleinert, anschließend in einer eigens vom Besitzer konstruierten Schneckenpresse abgepreßt, um den Trockensubstanzgehalt zu erhöhen. Das zerkleinerte und abgepreßte Material gelangte dann mittels eines Förderbandes in die Trockentrommel.

Die Eingangstemperatur in der Trommel betrug ca. 800° C. Nach dem Verlassen der Sichtvorrichtung umgab das Pflanzenmaterial noch eine Temperatur von 120 bis 140° C. In einer daran anschließenden Kühlschnecke wurde das Trockenblatt auf 20 bis 30° C abgekühlt.

In 8 bis 10 Minuten hatte das Blatt die gesamte Anlage durchlaufen. Ein Anbrennen oder Verkohlen des Rübenblattes war nicht festzustellen.

Neben dem angeführten Futtermittel diente noch Troblako, das ebenfalls in einem Schnellumlauftrockner getrocknet war, als Vergleichsfutter.

a. Analysenmethodik

Die *Zellulosebestimmung* wurde nach der Methode von KÜRSCHNER [19] mit 80%iger Essigsäure und konzentrierter Salpetersäure als Lösungsmittel durchgeführt. Alle Begleitsubstanzen werden dabei hydrolysiert und oxydiert, und zurück bleibt die Zellulose (näheres darüber s. auch [22]).

Die *Pentosanbestimmung* wurde nach der Methode von JAYME und SARTEM [14, 22] durchgeführt. Hierbei wird die Fähigkeit der Pentosane, mit Mineralsäure Furfurol zu bilden, ausgenutzt.

Bei der Wahl der *Ligninbestimmungsmethode* standen eine Reihe von Untersuchungsverfahren zur Verfügung. Zum Teil lieferten sie sehr schwer reproduzierbare Werte oder aber sie nahmen viel Zeit in Anspruch. Aus diesem Grunde wurde eine eigene, kurzfristige und reproduzierbare Methode entwickelt [4].

Bei dem Analysengang wurde von der Überlegung ausgegangen, alle organischen Substanzen außer Lignin zu hydrolysieren.

Die Grundbausteine des *Pektins* bilden die Polygalakturonsäuren und der Methylalkohol. Es gibt verschiedene Wege, über die man zu dem Pektingehalt einer Substanz gelangt. Sowohl über die Methoxylgruppen als auch über die Carboxylgruppen kann auf den Pektingehalt geschlossen werden. Da es sich als zweckmäßig erwiesen hat, den Pektingehalt auf die Grundsubstanz Pektinsäure zu beziehen [11], wurde im vorliegenden Falle mittels einer Decarboxylierung die Pektinsäure bestimmt. Das Analysenverfahren von MC CREADEY [26] wurde in modifizierter Form angewandt. Dabei kann es vorkommen, daß auch Begleitstoffe, wie Eiweiß, Saponine und andere CO_2 abspalten. Nach Untersuchungen von NEFF [29] ist es jedoch möglich, diese Stoffe zu isolieren und sie somit an einer Mitreaktion zu hindern.

Die Bestimmung des *Energiegehaltes* im Futter, Kot und Harn erfolgte im Kalorimeter nach BERTHELOT-MAHLER [16, 34]. Die Vorbereitung der Substanzen erfolgte dabei nach den allgemein im Göttinger Institut üblichen Methoden.

Um die N-Verluste des Harnes während des Eintrocknens feststellen zu können, wurden in je zwei Parallelen die N-Verluste ermittelt. Da nach MANGOLD [25] der Stickstoff des Harnes zu über 83% an Harnstoff gebunden ist, wurde der N-Verlust auf Harnstoff bezogen und pro 1 g 5,421 kcal zum Brennwert addiert.

Die Methanmenge wurde nach JUCKER [15] berechnet. Danach bilden 100 g verdauliche Kohlenhydrate beim Hammel 4,08 g Methan.

Alle übrigen Nährstoffe wurden nach der „Weender Methode" bestimmt [22].

3. *Methodik der Stoffwechselversuche*

Als Versuchstiere dienten 9 Monate alte Württemberger Landschafe mit einem durchschnittlichen Gewicht von 35 kg.

Die Aufstellung der Hammel erfolgte in den allgemein im Göttinger Institut gebräuchlichen Stoffwechselkästen. Eine sinnvolle Kombination der Geschirre mit den Kästen erlaubte bequem ein getrenntes Sammeln von Harn und Kot.

Um N-Verluste im Harn zu vermeiden, wurden täglich in die Harnauffangflasche 200 ccm einer 5 n HCl vorgelegt. Kot und Harn wurden täglich gewogen und der Harn in Meßkolben auf 5 000 ccm aufgefüllt und 500 ccm davon in einer Sammelflasche zu Perioden von 10 Tagen aufbewahrt.

Im Frischkot wurde täglich bei 105° C die Trockensubstanz bestimmt und nach 48 Stunden Trocknung bei 70° C wurden aliquote Teile der Trockensubstanzmenge in gemahlenem Zustand zur Analyse gesammelt.

Die Tiere erhielten längere Zeit vor Versuchsbeginn eine abgewogene Heuration, um möglichst gleiche Startbedingungen zu schaffen. Das Futter wurde vor Versuchsbeginn eingewogen und während des Versuches zweimal täglich gefüttert. Mit den zu prüfenden Futtermitteln wurden die Tiere zehn Tage vorgefüttert. Anschließend folgte die zehntägige Hauptperiode. Als Trinkwasser diente zugeteiltes aqua dest. zur beliebigen Aufnahme.

III. Versuchs-Ergebnisse

1. *Nährstoffverluste bei der künstlichen Trocknung*

Die gesamten Nährstoffverluste bei der künstlichen Trocknung setzen sich zusammen aus den Verlusten durch das Abpressen, durch die Trocknung selbst und durch Abfälle, wie sie z. B. schon beim Zerreißen auftreten können.

Es wurde das „frisch zerrissene", das „zerrissene und abgepreßte" Material sowie der „Preßsaft" und das „Trockenblatt" untersucht. Das frische, nicht künstlich getrocknete Rübenblatt wurde bei 70° C zur Analyse vorgetrocknet (Tab. 1).

Tabelle 1. *In 100 Teilen organischer Substanz sind enthalten:*

	Org. Subst.	Roh-prot.	Roh-fett	Roh-faser	N-freie Extr.St.	Zellu-lose	Pento-sane	Lignin	Pektin säure	Rest N-freie Extr.Stoffe *)
Rübenblatt zerrissen	75,53	24,03	3,29	17,43	55,25	22,81	16,92	7,48	8,76	16,71
Rübenblatt zerrissen und abgepreßt	78,81	20,75	3,10	17,29	58,86	21,93	15,39	8,95	7,70	20,93
Rübenblatt zerrissen, gepreßt und getrocknet	80,26	18,45	3,14	16,17	62,24	16,70	13,49	10,14	5,42	32,66
Preßsaft	69,51	23,98	—	—	—					

*) Rest N-freie Extraktstoffe = Rohfaser + N-freie Extraktstoffe — (Zellulose + Lignin + Pentosane + Pektinsäure).

Wird der prozentuale Preßverlust auf die organische Substanz bezogen, so kommen wir zu folgenden Werten (Tab. 2):

Tabelle 2. *Verluste durch Abpressen*

	Roh-prot.	Roh-fett	Roh-faser	N-freie Extr. St.	Zellu-lose	Pento-sane	Lignin	Pektin-säure	Rest-N-freie Extr. St.
+ oder — vom zerrissenen Blatt in g	— 3,28	— 0,19	— 0,14	+ 3,61	— 0,87	— 1,53	+ 1,47	— 1,06	+ 4,22
in % des zerrissenen Blattes	—13,65	— 0,58	— 0,80	+ 6,53	— 3,81	- 9,04	+19,65	-12,10	+25,25

Durch das Abpressen des Rübenblattes wird nicht nur ein großer Teil des Wassers verdrängt, sondern auch erhebliche Mengen organischer Substanzen werden mit dem Preßsaft abgeleitet. Der Eiweißverlust von über 13% spiegelt sich auch im hohen Rohproteingehalt des Preßsaftes wider. Im frischen Preßsaft sind 1,29% und in der organischen Substanz 23,98% Rohprotein enthalten. Die Zellwandbestandteile werden durch das Pressen weniger betroffen. Die Rohfaser allgemein und die Zellulose im besonderen sind in ihren Mengenanteil nicht verändert. Während das Lignin eine Konzentrationssteigerung erfahren hat, sind die leichter löslichen Zellwandbestandteile, wie Pentosane und Pektinsäure, in erheblichem Umfange mit abgepreßt. Der Anstieg der N-freien Extraktstoffe errechnet sich als relativer Wert aus dem der übrigen Nährstoffe (Tab. 3).

Tabelle 3. *Einfluß der Trocknung*

	Roh-prot.	Roh-fett	Roh-faser	N-freie Extr. St.	Zellu-lose	Pento-säure	Lignin	Pektin-säure	Rest-N-freie Extr. St.
+ oder — vom gepreßten Blatt in g	— 2,30	+ 0,04	— 1,12	+ 3,38	— 5,32	— 1,90	+ 1,19	— 2,28	+11,73
in % des gepreßten Blattes	—11,08	+ 1,29	— 6,48	+ 5,74	—23,85	—12,35	+13,30	—29,61	+56,04

Aus der Gegenüberstellung von zerrissenem und abgepreßtem Blatt (frisch) und dem zerrissenen gepreßten und künstlich getrockneten Blatt ist ebenfalls eine allgemeine Abnahme ersichtlich. Allerdings ist der Trocknungsverlust nicht so hoch wie der Preßverlust. Die Bestandteile des Zeiiinhaltes werden auch hier stärker reduziert als die gerüstgebenden Substanzen. Nach CRASEMANN [11] werden durch die Hitzedenaturierung neben anderen vor allem unlösliche Verbindungen innerhalb der N-haltigen Substanz selbst sowie zwischen dieser und den Begleitsubstanzen (Zellulose usw.) gebildet. Auffallend hoch sind die Zelluloseverluste. Die Hemizellulose wird an dieser Minderung maßgeblich beteiligt sein. Sie wird durch die hohen Temperaturen eine Veränderung erfahren.

Außer den Konstitutions- und Strukturveränderungen durch die Wärme können noch Entgasungs- und Staubverluste auftreten. Leichtflüssige Bestandteile des Grüngutes gehen in Gasform über und werden abgeleitet. Ähnlich geht es dem durch das Fortbewegen des Trockengutes sich bildenden Flugstaub.

Sollen die absoluten Verluste während eines Trocknungsverlaufes erfaßt werden, so müssen zunächst die Mengenverluste, ausgedrückt in Trockensubstanz, ermittelt werden. Es muß die angelieferte Menge Trockensubstanz der in Form von Trockenblatt gewonnenen Menge Trockensubstanz gegenübergestellt werden. Es wurde zu diesem Zweck das Frischblatt und auch das Trockenblatt gewogen und ihre Trockensubstanzen bestimmt.

Dabei ergibt sich folgendes Bild:

Durch das Abpressen gehen 12% der ursprünglichen *Trockensubstanzmenge* verloren. Der Trocknungsverlust beträgt 5,69% der abgepreßten Trockensubstanzmenge, so daß insgesamt 17,69% der wasserfreien Substanz verloren gehen.

Der Verlust des Abpressens an *organischer Substanz* beläuft sich auf 7,96%. Der Trocknungsverlust dagegen beträgt 4,76%, so daß insgesamt 12,72% der organischen Substanz im Laufe des Trocknungsprozesses verloren gehen. An Trockensubstanzmenge dagegen beträgt der Verlust 17,69%. LENKEIT und BECKER [20] berichten über ähnliche Verlustzahlen. Sie fanden Gesamtverluste an Nährstoffen zwischen 15 und 20%. Aus dem Vergleich dieser beiden Verlustzahlen ersieht man, daß ein großer Teil der Rohasche verloren geht. Es handelt sich in diesem Falle nicht um Aschebestandteile im eigentlichen Sinne, sondern um Sand, der vor allem durch den Abpreßvorgang mit fortgespült wird. Der hohe Ascheanteil von 30,49% in der Trockensubstanz und die unterschiedlichen Preßverluste von 12%, bezogen auf Trockensubstanz, und 7,96%, bezogen auf organische Substanz, unterstreichen die Sandverluste.

Werden die absoluten *Eiweißverluste* auf die organische Substanz bezogen, so ergeben sich folgende Verlustquoten: Durch Pressen 13,65%, durch Trocknen 11,25%. Von der Anlieferung des frischen Blattes bis zum abgesackten Trockenblatt gehen in der organischen Substanz 24,90% der Eiweißmenge verloren.

Werden die *Brennwerte* der einzelnen Stufen miteinander verglichen, so ergeben sich folgende Zahlenwerte (Tab. 4):

Tabelle 4. *Einfluß des Pressens bzw. Trocknens auf den Brennwert*

	in der Trocken-Substanz		in der organischen Substanz		
	cal /g Tr.-Subst.	Änderung d. Brennwertes in %	cal /g organ. Subst.	Änderung d. Brennwertes in %	organische Substanz in %
zerrissen	2704	—	4915	—	75,35
zerrissen, gepr.	3812	+2,91	4837	—1,59	78,81
zerrissen, gepr. u. künstl. getrocknet	3791	—0,55	4723	—2,41	80,26

Wird der hohe Asche-Anteil ausgeschaltet und die Energie auf die organische Substanz bezogen, so ist eine Abnahme vom „zerrissenen" bis zum „künstlich" getrockneten" Blatt um 4% festzustellen.

Wird der Energieverlust analog dem Eiweißverlust errechnet, so stellt man hierbei einen wesentlich geringeren Verlust als beim Eiweiß fest. Insgesamt gehen 16,4% der Energie verloren, wobei mit 9,8% die Preßverluste dominieren. Aus dem Vergleich der Zahlen läßt sich eine Konzentrationssteigerung energiereicher Stoffe ablesen. Hier ist es vor allem das Lignin, das mit seinem Brennwert von nahezu 7 000 kcal pro 1 g den Brennwert wesentlich beeinflußt.

Eigene Untersuchungen ergaben folgende Brennwerte für das Lignin:

Brennwert je 1 g Lignin in kcal

Rübenblatt frisch	6,84	Trockenblatt	6,78
Troblako	6,85		

2. *Stoffwechselversuche mit Hammeln*

a) *Verdaulichkeits-Versuche*

In nachfolgenden Versuchen wird die Verdaulichkeit der Zellwandbestandteile und die Energieverwertung von „frischem" mit „künstlich getrocknetem" Rübenblatt verglichen. Gleichzeitig ist die Energie im Harn bestimmt, und die Energieverluste durch die Methangärungen sind berechnet worden.

Versuch I. Frisches Rübenblatt ohne Köpfe

Versuchstiere:	Hammel 1 und 2
Futter je Tier und Tag:	5 kg frisches Rübenblatt
Vorfütterung:	10 Tage
Analysenperiode:	10 Tage

Tabelle 5. *Weender Analyse — Rübenblatt in 100 Teilen Trockensubstanz*

Rohprot.	Rohfett	Rohfaser	Rohasche	N-freie Extr. St.
18,47	2,37	11,53	21,76	45,87

Tabelle 6. *Analysen der Zellwandbestandteile in 100 Teilen Trockensubstanz*

Rohfaser	Zellulose	Lignin	Pentosane	Pektinsäure	kcal
11,53	12,53	10,02	8,14	3,67	380,5

Von den Nährstoffen wurden mit dem Futter aufgenommen bzw. im Kot wieder ausgeschieden (Tab. 7):

Tabelle 7

	Org. Subst.	Energie kcal	Rohfaser	Zellulose	Lignin	Pentosane	Pektinsäure
Hammel 1							
Futter	416,63	2016,46	61,10	66,40	53,10	43,14	19,45
Kot	70,58	383,74	13,02	10,89	23,77	6,62	1,07
retiniert	346,05	1632,72	47,08	55,51	29,33	36,52	18,99
verdaut in %	83,06	80,97	77,05	83,59	55,24	84,65	97,65
Hammel 2							
Futter	416,63	2016,46	61,10	66,40	53,10	43,14	19,45
Kot	79,27	442,02	14,27	13,12	25,46	7,23	1,07
retiniert	337,36	1574,44	46,83	53,28	27,64	35,91	18,38
verdaut in %	80,97	78,08	76,64	83,25	52,05	83,24	94,50

Versuch II. Frisches Rübenblatt ohne Köpfe

Die gleichen Versuchsbedingungen wie in Versuch I, es wurden lediglich andere Versuchstiere benutzt.

Tabelle 8

	verdaut in %	
	Hammel 3	Hammel 4
Org. Subst.	83,16	80,87
Energie	79,97	77,87
Rohfaser	77,81	76,58
Zellulose	73,57	71,52
Lignin	55,46	49,51
Pentosane	83,68	83,06
Pektinsäure	95,98	97,45

Versuch III. Künstlich getrocknetes Rübenblatt ohne Köpfe

Das Rübenblatt war in der Mitte einer Frischblattperiode geerntet und dann künstlich getrocknet. Frischblatt und Trockenblatt stammen also von dem gleichen Ausgangsmaterial. Es wurde angestrebt, etwa die gleichen Trockensubstanzmengen zu verfüttern wie in der Frischblattperiode.

Versuchstiere:	Hammel 1 und 2
Futter je Tier und Tag:	780 g Trockenblatt
Vorfütterung:	10 Tage
Analysenperiode:	10 Tage

Tabelle 9. *In 100 Teilen Trockensubstanz*

Rohprot.	Rohfett	Rohfaser	Rohasche	N-freie Extr.St.
16,13	2,73	13,01	20,56	47,57

Analysen der Zellwandbestandteile in 100 Teilen Trockensubstanz

Rohfaser	Zellulose	Lignin	Pentosane	Pektinsäure	kcal
13,01	12,69	10,49	9,23	4,59	381,8

Es wurden mit dem Futter aufgenommen bzw. mit dem Kot ausgeschieden (Tab. 10):

Tabelle 10

	Org. Subst.	Energie	Rohfaser	Zellulose	Lignin	Pentosane	Pektinsäure
Hammel 1							
Futter	487,96	2345,21	79,91	77,95	64,43	56,70	28,17
Kot	117,97	660,39	27,68	21,12	50,30	7,92	2,64
retiniert	369,99	1684,82	52,23	56,83	14,13	48,78	25,53
verdaut in %	75,82	71,84	65,36	72,91	21,93	86,03	90,63
Hammel 2							
Futter	487,96	2345,21	79,91	77,95	64,43	56,70	28,17
Kot	133,50	677,77	28,73	21,46	57,25	8,95	1,78
retiniert	354,46	1608,80	51,18	56,49	7,18	47,75	26,39
verdaut in %	72,64	71,10	64,05	72,47	11,14	84,22	93,68

Durch die Gegenüberstellung von Versuch I und II mit Versuch III war beabsichtigt, die Nährstoffbilanzen der Frischblattperioden mit der der Trockenblattfütterung zu vergleichen.

Fast alle Nährstoffe werden im frischen Zustand vom Tier besser verdaut als im künstlich getrockneten Blatt.

Da die tägliche Trockensubstanzzufuhr unter dem Bedarf lag, wurde in einer daran anschließenden Periode die verfütterte Menge verdoppelt. Bei dieser Futtermenge waren die Tiere ausreichend mit Nährstoffen versorgt. Das Futter enthielt die gleichen prozentualen Zusammensetzungen wie in Versuch III. Es wurde nur die Futtermenge erhöht. Bei dieser Futterration ergaben sich folgende Verdauungskoeffizienten (Tab. 11):

Tabelle 11

	verdaut in %	
	Hammel 1	Hammel 2
Org. Subst.	74,70	72,32
Energie	69,91	68,24
Rohfaser	61,54	60,13
Zellulose	71,81	70,28
Lignin	27,38	25,88
Pentosane	84,46	83,71
Pektinsäure	93,62	93,62

Da in den bisherigen Versuchen das Eiweiß: Stärkeverhältnis mit 1 : 4 reichlich eng lag, wurden in Versuch V zu der üblichen Ration wie in Versuch III 150 g Kartoffelstärke zugelegt. Es sollte dabei auch geprüft werden, ob eine Vermehrung der N-freien Fraktion auf die Verdaulichkeit der Gerüstsubstanzen von besonderem Einfluß ist.

Versuch V. Erhöhung der Fraktion der N-freien Extraktstoffe durch Stärkezulagen.

Das Futter enthält die gleiche prozentuale Zusammensetzung wie in Versuch III. Durch eine erneute Einwage wurden lediglich 3 g Trockensubstanz täglich mehr gefüttert. Dazu kamen 150 g Kartoffelstärke mit einem Gehalt von:

0,3% Asche,

99,7% N-freie Extraktstoffe; davon entfallen 1,49% auf die Pentosane.

Die Verdauungswerte sind aus Tabelle 12 zu ersehen.

Tabelle 12

	verdaut in %	
	Hammel 1	Hammel 2
Org. Subst.	76,85	75,99
Energie	73,56	71,05
Rohfaser	62,61	62,36
Zellulose	74,54	73,52
Lignin	25,06	17,19
Pentosane	80,11	79,04
Pektinsäure	91,22	91,33

Auf die Verdaulichkeit der Zellwandbestandteile hat die Stärkezulage keinen Einfluß gehabt, nur die Pentosane wurden geringer verdaut.

Untersuchungen mit vorgequollenem Troblako.

Durch die künstliche Trocknung wird das Pflanzenmaterial weitgehend entwässert, damit wird auch der physikalische Zustand des Pflanzengefüges geändert. Wieweit durch Vorquellen des künstlich getrockneten Grünfutters die Verdaulichkeit erhöht werden kann, wurde in zwei weiteren Versuchen überprüft.

Zu diesem Zweck erhielten die Versuchstiere im Versuch VI 1 049,3 g Troblako (Trockensubstanz). In dem folgenden Versuch VII erhielten die Tiere die gleiche Menge Troblako wie in Versuch VI. Drei Stunden vor der Fütterung wurde das Futter mit 1900 ccm H_2O angefeuchtet. Diese Menge Wasser wurde von den 1049,3 g Trockensubstanz Troblako in dieser Zeit restlos aufgesaugt.

Durch dieses Vorquellen war kein sichtbarer Effekt in der Verdaulichkeit zu verzeichnen.

b) Bestimmung der umsetzbaren Energie zu den Verdaulichkeitsversuchen.

Um nähere Aussagen über die Ausnutzung der Energie des Frischblattes und des Trockenblattes treffen zu können, wurde in den Versuchen I, III und IV die „umsetzbare Energie" bestimmt. In Versuch IV wurde annähernd die doppelte Trockensubstanzmenge Trockenblatt gegeben. Die Energiebilanzen sind aus Tabelle 13 ersichtlich.

Tabelle 13

	Ha 1 frisch	Ha 2 frisch	Ha 1 trocken	Ha 2 trocken	Ha 1 2 × tr.	Ha 2 2 × tr.
Energie im Futter	2016,46	2016,46	2345,21	2345,21	4127,56	4127,56
Verdauliche Energie	1632,72	1574,44	1684,82	1667,44	2885,80	2816,75
Ausnutzung in %	80,97	78,08	71,84	71,01	69,91	68,24
Energie im Harn + Methan	382,45	309,56	228,93	215,95	472,38	449,26
Umsetzbare Energie	1250,27	1264,88	1455,89	1451,49	2413,42	2367,49
Auf N-Gleichgew. korrig. umsetzbare Energie	1370,39	1343,60	1449,90	1458,32	2399,85	2354,37

Im Frischblatt wird die zugeführte Energiemenge besser ausgenutzt als im Trockenblatt. Die umsetzbare Energie in % der Brutto-Energie ändert sich nur unwesentlich im Vergleich der Einzelversuche.

Die Besprechung und theoretische Auswertung obiger Versuchsergebnisse erfolgt zusammenfassend und im einzelnen in der Diskussion.

IV. Diskussion

Für einen Vergleich von frischem mit künstlich getrocknetem Futter im Stoffwechselversuch muß das Frischgut aus einem äußerst gleichmäßigen Pflanzenbestand gewonnnen werden. Es muß zu einer Zeit geerntet werden, in der die Wachstumsintensität möglichst gering ist, damit keine größeren Nährstoffschwankungen vorkommen.

Aus diesem Grunde wurde einem größeren Schlag Rüben von einem Stück mit gleichmäßigem, gesunden Wachstum das Rübenblatt von Hand geerntet. Außerdem muß das zu trocknende Gut in frischem Zustand die gleichen Nährstoffzusammensetzung haben wie das Frischblatt. Um dieser Forderung weitgehend entgegenzukommen, erfolgte die Trocknung in der Mitte der 10-tägigen Versuchsperiode.

Wie unvollständig die *„Weender Rohfasermethode"* die gerüstgebenden Substanzen erfaßt, wurde in der Einleitung schon erwähnt. Mit der Rohfaserbestimmung werden in eigenen Versuchen beim Rübenblatt 50 bis 55⁰/₀ der beiden wesentlichsten Gerüstsubstanzen „Zellulose" und „Lignin" erfaßt.

Übertragen wir diese Betrachtung auf die *verdaulichen Nährstoffe,* so erhalten wir ähnliche Verhältnisse wie bei den Rohnährstoffen. Im Frischblatt werden mit der Rohfaseranalyse ca 60⁰/₀ und im Trockenblatt ca 70⁰/₀ der verdaulichen Zellulose + Lignin erfaßt. Die Rohfaserwerte können daher weder absolut noch relativ als Maßstab für die Verdaulichkeit der Gerüstsubstanzen angesehen werden, sondern werden größtenteils mit in der Gruppe der N-freien Extraktstoffe erfaßt.

In den Frischblattversuchen (Versuch I und II) werden die Zellwandbestandteile (Zellulose + Lignin) zu 67 bis 70⁰/₀ verdaut, die Rohfaser erreicht hier eine Verdaulichkeit bis 77⁰/₀. Dies ist mit auf den bei der Rohfaserbestimmung erfaßten Anteil der leichtverdaulichen Pentosane zurückzuführen. Das Lignin wird in den Frischblattperioden mit 50 bis 55⁰/₀ erstaunlich hoch verdaut (siehe auch TSCHERNIAK[38]. In den dazugehörigen Trockenblattversuchen (Versuch III und IV, doppelte Trockensubstanzmenge) *sinkt die Verdaulichkeit der gerüstgebenden Substanzen Zellulose + Lignin* auf 50⁰/₀, die *Rohfaser* wird aber noch zu etwa 63⁰/₀ verdaut.

Aus dem Vergleich dieser Zahlen miteinander ersieht man, daß die künstliche Trocknung die Verdaulichkeit der „Zellulose + Lignin" um ca 40⁰/₀ senkte. Die Rohfaser erfährt dagegen eine Verminderung der Verdaulichkeit von 16 bzw. 21⁰/₀. Die relativ hohe Abnahme der Verdaulichkeit dieser Zellwandsubstanzen wird teils in einer physikalischen Veränderung dieser Stoffe zu suchen sein. Durch die Trocknung wird das Pflanzengewebe verhärtet und dadurch die Tätigkeit der Verdauungsbakterien, das Trockengut zu verdauen, erschwert.

Die *Pentosane und die Pektinsäure* haben eine äußerst hohe Verdaulichkeit bei den geprüften Futtermitteln, die bei anderen pflanzlichen Futtermitteln nur in der Gruppe der N-freien Extraktstoffe erreicht wird.

Der Vorschlag von CRAMPTON und MAYBARD[5], die Bewertung der Kohlehydrate in Futtermitteln durch eine chemisch eindeutige Klassifizierung der Stoffgruppen in

1. Lignin, Zellulose und
2. Restkohlehydrate

vorzunehmen, erscheint auch hier angebracht.

Die Pentosane mit einer Verdaulichkeit von über 80⁰/₀ und die Pektinsäure mit über 90⁰/₀ werden von allen untersuchten Nährstoffen am höchsten verdaut.

Die Verdaulichkeit dieser beiden Zellwandbestandteile wird auch durch die Trocknung *nicht* verändert.

Die *Verdaulichkeit der organischen Substanz* und die *Ausnutzung der Energie* wird durch die Trocknung um 8–10% herabgesetzt. Diese im Verhältnis zu den Zellwandbestandteilen günstige Ausnutzung wird durch die Verdaulichkeit der Restkohlenhydrate beeinflußt (CRAMPTON und MAYBARD [5]). Es ist nicht abwegig, anzunehmen, daß chemisch-physikalische Veränderungen die Veraulichkeitsminderung hervorrufen.

Man kann aus diesen Versuchen auf einen *Einfluß der Gerüstsubstanzen auf die Änderung der Verdaulichkeit der organischen Substanz insgesamt* schließen. Der Anteil der Gerüstsubstanzen (Zellulose + Lignin) an der organischen Substanz schwankt nämlich nur in sehr engen Grenzen:

Versuch I	28,68%	(Frischblatt)
Versuch III	29,91%	(Trockenblatt)
Versuch IV	29,18%	(doppelte Menge Trockenblatt)

In der Frischblattperiode wird die organische Substanz zu 83 bzw. 81% verdaut. In den korrespondierenden Trockenblattperioden bei relativ gleicher Mengenverfütterung wird die organische Substanz zu 76 bzw. 73% und bei doppelter Menge zu 75 bzw. 72% verdaut. Letztere Verdaulichkeitssenkung der verdaulichen Substanz hängt somit nicht von den Zellwandbestandteilen „Zellulose + Lignin“ ab, da der prozentuale Gehalt an diesen Stoffen in allen Versuchen gleich liegt.

Ebenso ist durch Zulage von reiner Zellulose zu Troblako (BRUNE [3]) keine Beeinflussung der Verdaulichkeit der organischen Substanz eingetreten.

In Versuchen mit anderen Futtermitteln fanden MOSLENER [27] und ERDMANN [7] einen Einfluß der Gerüstsubstanzen auf die Verdaulichkeit der organischen Substanz.

In Versuch V wurde die Fraktion der *N-freien Extraktstoffe* durch eine Zulage von 150 g Kartoffelstärke *erhöht.* Diese Erhöhung der leichtverdaulichen Kohlenhydrate hat keine Wirkung auf die Ausnutzung der Zellfasern. Nur die Gruppe der Pentosane, die mit der Stärkezulage selbst erhöht wird, wird in diesem Versuch um 4 bis 5% niedriger verdaut.

Wir haben mit diesem Zusatz an leichtlöslichen Kohlenhydraten noch nicht die Menge erreicht, bei der die Bakterien auf die Zellgewebe als Nahrungsquelle verzichten und die Energie der leichtlöslichen Kohlenhydrate bevorzugt ausnutzen [19, 41]. Anders gesehen stellt dies eine Parallele zu dem Ergebnis der Nichtbeeinflussung der Verdaulichkeit der organischen Substanz durch die Zellwandbestandteile (Zellulose + Lignin), wie oben diskutiert dar und erhärtet dieses Ergebnis.

Verdaulichkeitsversuche über den Einfluß der künstlichen Trocknung auf die Zellwandbestandteile sind von MILLER und WAUGH [42] durchgeführt. Sie fanden bei Trocknungsgraden von 55 bis 60° C schon eine Senkung der Verdaulichkeit des Lignins.

Nach CRASEMANN [6] ist das Ausmaß einer Schädigung sowohl vom Pflanzenmaterial als auch von der Dauer der Trocknung, vor allem von der dabei herrschenden Temperatur und relativen Luftfeuchtigkeit abhängig. Hohe Trocknungstemperaturen sind besonders gegen Ende des Entwässerungsprozesses, wenn das Gut etwa einen Wassergehalt von 20 bis 25% erreicht hat, sehr schädlich. Wenn einige Versuchsansteller bei äußerst schonender Trocknung (50–60° C) keine signifikante Verdaulichkeitsminderungen feststellen konnten, so ist bei der Mehrzahl aller Trocknungssysteme in der Praxis mit einer Herabsetzung der Verdaulichkeit zu rechnen.

Als ein wesentlicher Faktor kann nach LENKEIT [23] auch der Grad der *Quellbarkeit* des Trockenfutters angesehen werden. Wenn es gelingen würde, durch Einquellen des Trockenfutters den Zustand des frischen Futters möglichst zu erreichen, so könnte eine annähernd gleiche Verdaulichkeit beider Futterarten erwartet werden.

In den Versuchen VI und VII war jedoch kein Unterschied in der Verdaulichkeit festzustellen.

Die Pflanzenzelle wird durch die Trocknung in einen Zustand überführt, der durch Anfeuchten auch nicht teilweise rückgängig gemacht werden kann. Es wurde auch versucht, über längere Zeit mit größeren Mengen H_2O vorzuquellen. Das Troblako nahm jedoch nicht mehr als die oben angegebene H_2O-Menge ohne Tropfverluste auf. Dies ist wesentlich weniger Wasser, als im Frischmaterial vorhanden war. Es ist daraus abzuleiten, daß durch die Trockentemperaturen keine völlig reversible Strukturveränderung der Zellwand eingetreten ist.

Um über die Verdaulichkeit hinaus einen Einblick in die Ausnutzung von frischem und getrocknetem Rübenblatt zu gewinnen, wurde in Versuch I (frisch), Versuch II (Trockenblatt) und Versuch IV (doppelte Trockenblattmenge) die *umsetzbare Energie* bestimmt.

Innerhalb einer Verdauungsgruppe wurde die zugeführte Energie (Brutto-Energie) relativ gleich gut ausgenutzt, wie aus Tabelle 14 ersichtlich ist.

Tabelle 14. *Verdaute Energie in % der Brutto-Energie*

		Hammel 1	Hammel 2
Versuch I	Frischblatt	80,97	78,08
Versuch III	Trockenblatt	71,84	71,01
Versuch IV	doppelte Menge Trockenblatt	69,91	68,24

Die unterschiedliche Ausnutzung (in Parallele zur Verdaulichkeit) vom Frischblatt zu dem getrockneten Blatt beträgt bei gleicher Mengenverfütterung ca 8%. Bei der Verfütterung der doppelten Trockensubstanzmenge fällt die Ausnutzung, bezogen auf das Frischblatt, um ca 12%. Somit zeigt sich auch bei einer energetischen Betrachtung des Problems schon der Einfluß der künstlichen Trocknung auf die Verdaulichkeit, wie bei der stofflichen Behandlung des Themas erläutert.

Der verdaute Anteil der Brutto-Energie, vermindert um die Energiemenge des Harnes und des Methans ergibt die umsetzbare Energie, die noch auf N-Gleichgewicht korrigiert werden kann. Aus der Menge an verdaulichen

Kohlenhydraten läßt sich der durch Methanbildung hervorgerufene Energieverlust berechnen. Nach JUCKER [15] beträgt die Methanproduktion pro 100 g verdaute Kohlenhydrate beim Schaf 4,08 g Methan. 1 g Methan hat einen Brennwert von 13,34 kcal.

Der *Energieverlust* auf Grund der *Methanausscheidungen* ergibt in den einzelnen Versuchsperioden nachstehende Werte (siehe Tabelle 15):

Tabelle 15

	Ha	Energieverluste an Methan in kcal	davon entfallen auf		Verdauungskoeffizienteu	
			Rohfaser in %	N-freie Extr. St. in %	Rohfaser	N-freie Extr. St.
Versuch I (Frischblatt)	1	140,85	18,45	81,55	77,05	86,93
	2	138,44	18,48	81,52	76,64	85,39
Versuch III (Trockenblatt)	1	127,65	22,23	77.77	65,36	79,14
	2	125,79	22,14	77,86	64,05	78,12
Versuch IV doppelte Trockenblattmenge)	1	280,23	16,79	83,21	61,54	83,54
	2	283,16	16.19	83,81	60,13	81,55

Die niedrigen Methanverluste bei der Trockenblattfütterung in Versuch III könnten auf einen Einfluß der Trocknung auf die Methanbildung schließen lassen. Diese Schlußfolgerung würde zutreffen, wenn die Kohlenhydrate im Trockenblatt im gleichen Maße verdaut würden wie im Frischblatt. Die Rohfaser und auch die N-freien Extraktstoffe werden aber im Trockenblatt geringer verdaut als im Frischblatt. Da die Methanbildung aus den verdaulichen Kohlenhydraten mit einem Faktor berechnet ist (wie oben ausgeführt) und nicht analytisch bestimmt, erklären die Unterschiede in der Verdaulichkeit die Differenz der Methanverluste zwischen Frischblatt und Trockenblatt.

Der Energiegehalt des Harnes wurde ebenso wie der des Kotes kalorimetrisch bestimmt. Die Verbrennungen ergaben folgende Energiewerte:

	Frischblatt kcal		Troekenblatt kcal		doppelte Menge Trockenblatt kcal	
	Ha 1	Ha 2	Ha 1	Ha 2	Ha 1	Ha 2
Energie im Harn	214,60	171,25	101,28	90,16	191,76	166,24

Stellt man den *Energiegehalt des Harnes* der verdaulichen Energie gegenüber, so zeigt sich, daß die Energieausscheidung sich korrespondierend mit dem Grad der Verdaulichkeit ändert.

Die „umsetzbare Energie“ als Differenz aus verdaulicher Energie – (Harn- + Methanenergie) kann aber nur untereinander verglichen werden, wenn sich die Tiere im *N-Gleichgewicht* befinden. Ein evtl. Abbau von Protein aus dem Körper führt zu einer Vermehrung des Energiegehaltes des Harns. Das Gegenteil ist beim Eiweißansatz der Fall. Im Falle einer positiven oder negativen N-Bilanz wird die so berechnete umsetzbare Energie zu hoch bzw. zu niedrig liegen. Es ist daher erforderlich, eine entsprechende Korrektur der Energie des Harnes vorzunehmen, um vergleichbare Verhältnisse zu schaffen.

Nach RUBNER [43] kommen auf 1 g N, das im Harn ausgeschieden wird, 7,45 kcal.

In den vorliegenden Versuchen wird die N-Korrektur nach einer Formel von V. GRÜNINGEN [8] vorgenommen. Danach vermindert sich die umsetzbare Energie bei positiver N-Bilanz um 6,5 kcal pro g N der N-Bilanz. Bei negativer N-Bilanz werden ensprechend 6,5 kcal pro g N addiert. Da für Schafe die entsprechende Korrekturfaktoren fehlen, wird mit diesen an Kaninchen gefundenen Werten im vorliegenden Falle gerechnet, wie JUCKER [15] u. a. es bereits taten.

Aus Tabelle 16 sind die vorgenommenen Korrekturen ersichtlich.

Tabelle 16

	Versnch I Frischblatt kcal		Versuch III Trockenblatt kcal		Versuch IV doppelte Menge Trockenblatt kcal	
	Ha 1	Ha 2	Ha 1	Ha 2	Ha 1	Ha 2
Unkorrigierte umsetzbare Energie	1250,27	1264,88	1455,89	1451,49	2413,42	2367,49
Korrigierte umsetzbare Energie	1370,39	1343,60	1449,90	1458,32	2399,85	2354,37

Wenn im nachfolgenden Text von *„umsetzbarer Energie“* gesprochen wird, so ist immer die auf N-Gleichgewicht korrigierte Menge gemeint.

Um feststellen zu können, ob die umsetzbare Energie durch die Trocknung eine Veränderung erfährt, wird in der folgenden Tabelle (17) die korrigierte umsetzbare Energie sowohl mit der zugeführten Energie (Brutto-Energie) als auch mit der verdaulichen Energie verglichen.

Der scheinbare Abfall der Verwertung der Brutto-Energie bis zur umsetzbaren Energie in den Versuchen III und IV, bezogen auf Versuch I, ist nur eine Folge der geringeren Verdaulichkeit. Das ist aus dem annähernd gleichbleibenden Verhältnis der umsetzbaren Energie zur verdaulichen Energie ohne weiteres ersichtlich. Der *physiologische Nutzwert* ist somit durch die Trocknung nur im Rahmen der Verdaulichkeitsminderung beeinflußt worden.

An die bis zur umsetzbaren Energie experimentell ermittelten Werte soll noch eine *Diskussion der Netto-Energie* des „frischen“ und „getrockneten Blattes“

Tabelle 17

	Versuch I Frischblatt kcal		Versuch III Trockenblatt kcal		Versuch IV doppelte Menge Trockenblatt kcal	
	Ha 1	Ha 2	Ha 1	Ha 2	Ha 1	Ha 2
Umsetzbare Energie in % der Brutto-Energie	67,96	66,53	61,82	62,18	58,14	57,04
Umsetzbare Energie in % der verdaul. Energie	83,93	85,34	86,06	87,46	83,16	83,58

angeschlossen werden. Es soll dabei erörtert werden, ob das „Trockenblatt" den Kau- und Verdauungsapparat stärker beansprucht als das „Frischblatt" und ob damit eine wesentliche Wertminderung verbunden ist.

Auf Grund der Versuche von ZUNTZ, HAGEMANN [41] und KELLNER wird bei der Berechnung des Stärkewertes (Netto-Energie) von Grünfutter eine Rohfaserkorrektur vorgenommen, solange der Rohfasergehalt über 4% beträgt. Ab 16% Rohfaser und darüber werden 0,58 Stärkeeinheiten abgezogen. Für die zwischen 4 und 16% liegenden Rohfaserkonzentrationen werden die Abzüge durch geradlinige Interpolation zwischen den Grenzwerten 0,29 und 0,58 vorgenommen.

Durch den Wasserentzug bei der künstlichen Trocknung kann es vorkommen, daß die Rohfaserkonzentration über 16% ansteigt und damit den Korrekturfaktor 0,58 je kg Rohfaser erforderlich macht. Auf gleiche Mengen Trockenmasse berechnet, kann dies zu einer Differenz im Stärkewert von 5 Einheiten führen.

Aus vorliegenden Stoffwechselversuchen wurde nach KELLNER die zugeführte unkorrigierte (ohne Rohfaserkorrektur) Netto-Energie (Stärkewert) berechnet (Tab. 18).

Tabelle 18. *Unkorrigierte Netto-Energie des zugeführten Futters in kcal*

		Hammel 1	Hammel 2
Versuch I	Frischblatt	810,01	789,89
Versuch III	Trockenblatt	851,72	829,67
Versuoh IV	doppelte Menge Trockenblatt	1419,24	1371,24

Diese unkorrigierte „Netto-Energie" wurde von der gefundenen Menge „umsetzbarer Energie" subtrahiert. Durch diese Differenzrechnung kommt man zu einer „unkorrigierten thermischen Energie". Die so errechnete „unkorrigierte thermische Energie" liegt um einen gewissen Betrag zu niedrig, nämlich um die

Energiemenge, die auf Grund des Rohfasergehaltes von der „unkorrigierten Netto-Energie" (nach KELLNER) noch abgezogen werden müßte.

Die berechneten „unkorrigierten thermischen Energien" sind aus Tabelle 19 ersichtlich.

Tabelle 19 *Unkorrigierte thermische Energie in kcal*

		Hammel 1	Hammel 2
Versuch I	Frischblatt	560,38	553,71
Versuch III	Trockenblatt	598,18	628,65
Versuch IV	doppelte Menge Trockenblatt	980,61	983,13

Alle freiwerdende Wärme eines Tieres wird mit der thermischen Energie erfaßt, die Energiemengen, die für die Kau- und Verdauungsarbeit benötigt werden, kommen in der thermischen Energie mit zum Ausdruck. Wenn infolge der Trocknung die Kau- und Verdauungsarbeit gesteigert würde ,so müßte bei der Trockenblattfütterung die „thermische Energie" höher liegen als bei der „Frischblattfütterung".

Da aus den absoluten Werten für die unkorrigierte thermische Energie, wie sie in Tabelle 19 angegeben sind, der Einfluß der Trocknung nicht ohne weiteres abzulesen ist, werden in der folgenden Tabelle 20 die unkorrigierten thermischen Energien auf die „verfütterte organische Substanz" und auf die „Rohfaser" bezogen.

Tabelle 20

thermische Energie	Versuch I Frischblatt kcal		Versuch III Trockenblatt kcal		Versuch IV doppelte Menge Trockenblatt kcal	
	Ha 1	Ha 2	Ha 1	Ha 2	Ha 1	Ha 2
je 1 g verfütterte organische Substanz	1,345	1,329	1,226	1,288	1,142	1,144
je 1 g unverdauliche organische Substanz	7,94	6,93	5 07	4,71	4,51	4,13
je 1 g verfütterte Rohfaser	9,17	9,06	7,49	7,87	6,97	7,01

In allen 3 Bezugssystemen ist *kein Anstieg der thermischen Energie* durch die Trockenblattfütterung eingetreten, vielmehr ein geringer Abfall. Es kann daher angenommen werden, daß bei Trockenblattfütterung keine erhöhte Kau- und Verdauungsarbeit hervorgerufen wird. Nach KELLNER [17] erfordert blattreiches, rohfaserarmes Trockenfutter nicht mehr Kauarbeit, als wenn es in frischem Zustand verfüttert wird.

Der unterschiedliche Abfall der thermischen Energie (Tabelle 20) führt weiterhin vor Augen, daß weder die unverdauliche organische Substanz (Ballast) noch die Rohfaser allein die Größe der thermischen Energie bestimmen, sondern daß sie lediglich als zusätzliche Korrekturfaktoren in die thermische Energie mit eingearbeitet werden können, was an sich selbstverständlich ist.

Außerdem bringt, da in diesem Versuch die thermische und damit die Netto-Energie nur berechnet und nicht durch Versuchsdaten belegt werden kann, die Korrektur der Harnenergie auf N-Gleichgewicht eine Verschiebung dieser Verhältnisse mit sich. Unterläßt man diese Korrektur, so kommt man zu einer Berechnungsart, die einen anderen extremen Wert für die thermische Energie liefert.

Tabelle 21 hat als Bezugsgröße eine thermische Energie die nicht über die korrigierte (auf N-Gleichgewicht korrigierte) umsetzbare Energie berechnet wurde.

Tabelle 21

thermische Energie	Versuch I Frischblatt kcal		Versuch III Trockenblatt kcal		Versuch IV doppelte Menge Trockenblatt kcal	
	Ha 1	Ha 2	Ha 1	Ha 2	Ha 1	Ha 2
je 1 g verfütterte unverdauliche Substanz	6,24	5,63	5,12	4,66	4,58	4,19
je 1 g verfütterte Rohfaser	7,21	7,29	7,56	7,77	7,07	7,10

Auch hier zeigt sich bei stärkerer Ausgeglichenheit der berechneten Verhältnisse kein Anstieg der berechneten thermischen Energie bei Trockenblatt, bezogen auf die Frischblattfütterung. Der etwa gleich hohe prozentuale Rohfasergehalt der frischen und getrockneten Futtermittel und ihr geringer Anteil an der Gesamtration sowie die obigen Vergleichswerte (Tabelle 20 und 21) lassen noch eine unterschiedliche spezifische Wirkung für die Verwertung des Frisch- bzw. Trockenblattes außerhalb der hier untersuchten Gerüstsubstanzen vermuten.

Um diese Gleichheit der Verwertung der angeführten Versuchsfutter noch einmal zu kontrollieren, soll in Tabelle 22 die thermische Energie zur Brutto-Energie und zur verdaulichen Energie ins Verhältnis gesetzt werden .Es werden dabei auf N-Gleichgewicht korrigierte Werte zugrunde gelegt.

Auch der prozentuale Anteil der thermischen Energie an der Brutto-Energie und an der verdaulichen Energie bei der Trockenblattfütterung liegt nicht höher als derjenige der Frischblattfütterung. Es ist also mit keiner stärkeren Beanspru-

ARCHIV FÜR TIERERNÄHRUNG

UNTER MITWIRKUNG VON

Prof. Dr. Dr. W. Lenkeit, Göttingen. Prof. Dr. Dr. h. c. K. Nehring, Rostock
Prof. Dr. Dr. Dr. h. c. Dr. h. c. Dr. h. c. A. Scheunert, Potsdam-Rehbrücke
Prof. Dr. Dr. W. Wöhlbier, Stuttgart-Hohenheim

HERAUSGEGEBEN VON

ERNST MANGOLD

Prof. Dr. med. Dr. phil. Dr. med. vet. h. c. Dr. agr. h. c. Dr. agr. h. c.
Direktor em. des Instituts für Tierernährungslehre
der Humboldt-Universität Berlin

6. BAND

1956

AKADEMIE-VERLAG · BERLIN

ARCH. TIERERNÄHRUNG · 6. BAND HEFT 1–6 · BERLIN · JANUAR BIS DEZ. 1956

Inhalt des 6. Bandes

Herausgeber und verantwortlich für den Inhalt: Prof. Dr. med. Dr. phil. Dr. med. vet. h. c. Dr. agr. h. c. Dr. agr. h. c. Ernst Mangold, Berlin N 4, Invalidenstraße 42 (Fernruf 42 49 64). Verlag: Akademie-Verlag GmbH., Berlin W 8, Mohrenstraße 39 (Fernruf: 20 03 86); Postscheckkonto: 350 21. Bestell- und Verlagsnummer dieses Bandes 1010/VI. Das Archiv für Tierernährung erscheint vorläufig jährlich in 1 Band zu 6 Heften. Bezugspreis je Einzelheft DM 8.50, ausschließlich Porto und Verpackung. Satz und Druck: Robert Noske, Borna (Bez. Leipzig). Veröffentlicht unter der Lizenz-Nr. 1213 des Amtes für Literatur und Verlagswesen der Deutschen Demokratischen Republik. Printed in Germany.

chung des Kau- und Verdauungsapparates durch das Trockenblatt gegenüber dem Frischblatt zu rechnen.

Tabelle 22

thermische Energie	Versuch I Frischblatt kcal		Versuch III Trockenblatt kcal		Versuch IV doppelte Menge Trockenblatt kcal	
	Ha 1	Ha 2	Ha 1	Ha 2	Ha 1	Ha 2
in % der Brutto-Energie	27,79	27,46	25,51	26,80	23,76	23,82
in % der verdaul. Energie	43,32	35,16	35,50	37,70	33,98	34,90

Eine *Erhöhung des Korrekturfaktors* von 0,29 je Prozent Rohfaser auf 0,58 (bzw. 0,505 bei dem vorliegenden Rohfasergehalt) *muß* für die geprüften Futtermittel demnach *abgelehnt werden.*

Die Höhe des Korrekturfaktors ist jedoch aus diesen Versuchen nicht abzulesen. Es ist auch nicht möglich, diese Versuchsergebnisse zu verallgemeinern, denn in dem geprüften Trockenblatt liegt der Rohfasergehalt mit 13,01% in der Trockensubstanz äußerst niedrig, während im Durchschnitt aller Trockenfutter der Rohfasergehalt über 20% beträgt. Bei derartig hohem Rohfasergehalt ist eine Produktionsverminderung gegenüber dem Frischgut wahrscheinlicher. Respirationsversuche von HEINZL[9] mit Frisch- und Trockengras an Schafen führten bei einem Rohfasergehalt von 24 bis 25% in der Trockensubstanz zu Produktionsausfällen im Fettansatz von 16 bis 17%.

Die vorliegenden Versuchsergebnisse im Vergleich zu den Ergebnissen anderer Autoren lassen eine unterschiedliche Behandlung der Trockenfutter in Hinsicht auf die Wertigkeitsverminderung vermuten. Es scheint so zu sein, daß analog der Kellner'schen Interpolation beim Grünfutter auch für die künstlich getrockneten Futtermittel eine differenzierte Rohfaserstruktur notwendig ist. Wo dabei die untere bzw. obere Grenze des Rohfasergehaltes liegt, zwischen denen interpoliert werden kann, müßte erst in einer großen Anzahl von Respirationsversuchen geprüft werden.

Wie weit die Quellbarkeit des Trockenfutters im Pansen Einfluß auf eine Wertminderung hat, wird vom Futtermittel und auch von der Art der Trocknung abhängig sein.

Da die bisher durchgeführten Untersuchungen teils sehr unterschiedliche Werte ergeben haben, ist es erklärlich, daß z. B. WOODMAN und EDEN[44] in England einen Wertigkeitsabzug von 0,29 je Prozent Rohfaser vornehmen, während BRAUWER und DIJKSTRA in Holland mit 0,44 rechnen, und WATSON[44] arbeitet mit dem Wert 0,58.

BREIREM schlägt vor, pro 1 g unverdaulicher Substanz 1,03 bis 1,1 NK_F (= ungefähr 430 bis 500 Stärkeeinheiten) abzuziehen.

Bevor keine eindeutige Klärung über die Höhe des Wertigkeitsabzuges durch genügend Stoffwechseluntersuchungen gegeben ist, scheint bei der heutigen Qualität der künstlich getrockneten Grünfutter, solange sie im Rohfasergehalt noch über 20% liegen, ein Rohfaserabzug von etwa 0,5 Stärkewerten je 1% Rohfaser zutreffender als 0.29 zu sein. Bei niedrigerem Rohfasergehalt sind jedoch niedrigere Korrekturfaktoren anzuwenden.

V. Zusammenfassung

An ausgereiftem, gesundem Rübenblatt ohne Köpfe, das von Hand geerntet war, wurden die Nährstoffverluste durch den Trocknungsprozeß analytisch ermittelt. Die Zellwandbestandteile und die energetischen Veränderungen wurden besonders berücksichtigt.

Als Trocknungsgrundlage diente ein Schnellumlauftrockner mit vorgeschalteter Trommel.

Die Veränderungen durch das „Zerreißen", „Abpressen" und „Trocknen" des Blattes wurden getrennt erfaßt.

Ebenfalls wurden die Gesamtverluste, bezogen auf Trockensubstanz und organischer Substanz, von der Anlieferung des Frischgutes bis zum abgesackten Trockenblatt, festgestellt.

Die Gesamtverluste betrugen an:

Trockensubstanz	17,69%
organischer Substanz	12,72%
Rohprotein, bezogen auf org. Substanz	24,90%
Energie, bezogen auf org. Substanz	16,40%

In Stoffwechselversuchen mit Schafen wurde die Verdaulichkeit der Zellwandbestandteile von „frischem" und „künstlich getrocknetem" Rübenblatt geprüft. Dabei wurden annähernd gleiche Trockensubstanzmengen „Frischblatt" mit gleichen Mengen „Trockenblatt" und „doppelten Mengen Trockenblatt" miteinander verglichen.

Die Verdaulichkeit der Zellwandbestandteile in „künstlich getrocknetem Blatt" liegt niedriger als im „Frischblatt". Die Verdaulichkeit sinkt im Durchschnitt

bei der organischen Substanz	um ca	9–10%
bei der Rohfaser	um ca	17–20%
bei der Zellulose	um ca	13–15%
bei der Pektinsäure	um ca	4%
bei dem Lignin	um ca	30–60%
bei den Pentosanen	um ca	±0%.

Die Ausnutzung der Energie (verdauliche Energie, bezogen auf Brutto-Energie) fällt um ca 9–12%.

Die Verdaulichkeit der gerüstgebenden Substanzen „Zellulose + Lignin" hat dabei keinen merkbaren Einfluß auf die Verdaulichkeit der organischen Substanz.

Bei der Erhöhung der Fraktion der N-freien Extraktstoffe durch Zulage von Kartoffelstärke wurde kein Einfluß auf die Verdaulichkeit der Zellwandbestandteile festgestellt. Nur die Gruppe der Pentosane, die mit der Zulage selbst erhöht wurde, erfuhr eine Verdaulichkeitssenkung von 4 bis 5%.

Untersuchungen mit vorgequollenem Troblako ergaben keine Unterschiede in der Verdaulichkeit gegenüber dem nicht vorgequollenen Futter, d. h., durch die Trocknungstemperaturen ist eine Strukturveränderung der Zellwand eingetreten, die nicht völlig reversibel ist.

In den verfütterten Futtermitteln wurde der Brennwert des isolierten „Lignins" bestimmt. Dabei betrug der Brennwert für Lignin aus dem

Frischblatt	6,84 kcal/g
Trockenblatt	6,78 kcal/g
Troblako	6,85 kcal/g

Die gefundene verminderte Ausnutzung der zugeführten Energie (Verdaulichkeit im Trockenblatt gegenüber dem Frischblatt findet ihren Ausdruck in den Werten der verdaulichen Energie. Sie beträgt im Durchschnitt bei

Frischblatt	79%
Trockenblatt	70%.

Die experimentell ermittelte und auf N-Gleichgewicht „korrigierte umsetzbare Energie" sowohl bei der Frischblattfütterung als auch bei der Trockenblattfütterung liegt gleich hoch. Der „physiologische Nutzwert" ist somit durch die Trocknung nur im Rahmen der Verdaulichkeitsminderung beeinflußt worden.

Auf Grund der gefundenen energetischen Werte wird versucht, die Rohfaserkorrektur für „frisches und künstlich getrocknetes Rübenblatt" vergleichend zu diskutieren.

Es wird der Schluß gezogen, daß bei dem verfütterten Rübenblatt mit 13,01% Rohfaser in der Trockensubstanz eine Korrektur von höher als 0,29 Stärkewerte je Prozent Rohfaser nicht anzuwenden ist.

Eine differenzierte Rohfaserkorrektur analog der Kellner'schen Interpolation beim Grünfutter scheint auch für künstlich getrocknete Grünfutter angebracht.

VI. Literaturverzeichnis

[1] BECKER, M.: Herstellung, Bedeutung und Einsatz von künstl. getr. Grünfutter. Journ. f. Landw. 86, 249, 1939.

[2] BECKER, M., MOSLENER, R.: Landw. Forschg. 2, 97, 1950.

[3] BRUNE, H.: Archiv für Tierernährung 3, 281, 1953.

[4] BRUNE, H. u. K.-H. SIEK: Beitrag zur Ligninbestimmung. Zeitschr. f. Tierernährung u. Futtermittelkunde *11*, 253, 1956.

[5] CRAMPTON, C. W., L. A. MAYBARD: Journ. Nutrition Philadelphia, 15, 282, 1938.

[6] CRASEMANN, E.: Über Grünfutterkonservierung mit besonderer Berücksichtigung der künstl. Trocknung. Landw. Jahrbuch, H. 1/2, 1954.

[7] ERDMANN, W.: Diss. Göttingen 1951.

[8] v. GRÜNINGEN, F.: Diss. Zürich 1933.

[9] HEINZL, O.: Einfluß der künstl. Trocknung auf die energetischen Wirkungen von Junggras, Tierernährung, 15, 42, 1943.

[10] HENGLEIN, F. A.: Chemie sowie Technik der Pektine, Zucker, Nr. 24, 1953.

[11] HENGLEIN, F. A.: Über Protopektin, Journ. für makromolekulare Chem. 1, 121, 1943.

[12] HENGLEIN, F. A.: Zeitschr. für makromolekulare Chemie, X, 89, 1953.

[13] HIBBERT, H. u. Mitarbeiter: Untersuchungen über Lignin und verwandte Verbindungen. J. amer. chem. Soc. 62, 2803, 1940.
[14] JAYME u. SARTEN: Über die quantitative Bestimmung von Pentosen und Pentosanen mittels Bromwasserstoffsäure. Biochem. Zeitschr. 308, 109, 1940.
[15] JUCKER, K.: Diss. Zürich 1948.
[16] KELLNER, O.: Landw. Versuchsstat. 47, 293, 1896.
[17] KELLNER, O.: Die Ernährung der landw. Nutztiere, S. 165, Berlin 1912.
[18] KREYSING, H. H.: Veränderungen des Carotingehaltes u. der Carotinverwertung beim Wiederkäuer durch die künstliche Trocknung. Diss. Göttingen 1954.
[19] KÜRSCHNER, K., HOFFER, A.: Eine neue quantitative Zellulosebestimmung, Chem. Ztg. 55, 161—182, 1931.
[20] LENKEIT, W., BECKER, M.: Untersuchungen über die Veränderungen der Nährstoffe durch die künstliche Trocknung, Ztschr. f. Tierernährung u. Futtermittelkunde 4, 1, 1940.
[21] LENKEIT, W.: Künstl. getr. Futtermittel u. ausgeglichene Ernährung der Haustiere, Ztschr. Zucker Nr. 15, 1949.
[22] LENKEIT, W., BECKER, M.: Praktikum der Ernährungsphysiologie der Haustiere, Göttingen 1949.
[23] LENKEIT, W.: Die Bedeutung der künstl. getr. Futtermittel in der Leistungsfütterung. Arch. d. DLG, Bd. 10.
[24] MANGOLD, E.: Handbuch der Ernährung u. d. Stoffwechsels d. landw. Nutztiere, Verlag J. Springer, Berlin, III, 144, 1930.
[25] MANGOLD, E.: Handbuch der Ernährung u. des Stoffwechsels der landw. Nutztiere Bd. II, 1929.
[26] MC CREADY, H. W. SWENSON, MACLAY, W. D.: Determination of Uronic acids, Ind. Eng. Chem. Anal. Ed. 18, 290, 1946.
[27] MOSLENER, R.: Diss. Göttingen 1949.
[28] NAUMANN, K.: Ztschr. Tierernährung u. Futtermittelkunde 3, 193, 1940.
[29] NEFF, H.: Ztschr. Zucker Nr. 9, 1951.
[30] NEHRING, K. u. W. SCHRAMM: Über den Futterwert von künstlich getr. Grünfutter. Archiv f. Tierernährung I, 1, 1951.
[31] POPPOFF, I. D.: Ztschr. Bodenkunde und Pflanzenernährung Bd. 31, H. 1-2, S. 85, 1943.
[32] RICHTER, K. u. K. EHINGER: Über den Futterwert von künstl. getr. Grünfuttermitteln. Forschungsdienst 8, 225, 1939.
[33] RIPPEL-BALDES, A.: Grundriß der Mikrobiologie 3. Aufl. 1955.
[34] RUBNER, M.: Ztschr. f. Biol. 21, 250, 1885.
[35] SCHEFFER, F.: Pflanzenernährung, Teil b, 1946.
[36] STAUDINGER, H.: Über den Polimerisationsgrad natürlicher u. technischer Zellulose, Liebigs Ann. 526, 72—102, 1946.
[37] STEENSBERG, V.: 250. bereting fra forsøgslatoratoriert. Kobenhavn 1950.
[38] TSCHERNIAK, A.: Über die Verdaulichkeit des Lignin beim Huhn. Mitt. aus dem Gebiet der Lebensmitteluntersuchung. 41, 1—2, 1950.
[39] WATSON, S. J.: ref. bei Müller, W.: Warmlufttrocknung schafft Grünkraftfutter aus dem eigenen Betrieb. Verlag Schaper, Hann. 1948.
[40] MÄRKER, SCHULZ: Jahrbuch der Landwirtschaft, 23, 141.
[41] ZUNTZ, N.: Ztschr. des Vereins der Deutschen Zuckerindustrie, 64, 643, 1914.
[42] MILLER u. WAUGH.: Nutrition Abstracts and Reviews Vol. 24, Nr. 3, S. 692, 1954.
[43] RUBNER, M.: siehe MØLLGARD: Grundzüge der Ernährungsphysiologie d. Haustiere 1931.
[44] WATSON, S. J.: Nutrition Abstracts and Reviews 1, 1948.

Eingegangen am 4. 8. 1956

Aus dem Institut für Tierzucht und Milchwirtschaft der Universität Gießen
(Direktor: Prof. Dr. L. KRÜGER)

L. KRÜGER und G. SCHULZE

Ein Beitrag zur Nährstoffversorgung von Kälbern

Inhalt

1. Einführung und Fragestellung

In vielen landwirtschaftlichen Betrieben werden die Kälber noch mit 450 l Vollmilch und 550 l Magermilch und mehr aufgezogen. Diese Aufzuchtmethode hat sich bewährt und führt ohne Risiko zum Erfolg. Sie besitzt aber im Hinblick auf die Rentabilität der Aufzucht den Nachteil, daß sie zu teuer ist. In neuerer Zeit sind viele Versuche durchgeführt worden, die sich mit der Frage der Verbilligung der Kälberaufzucht befaßten. Dabei ist vor allem das teuerste Futtermittel, die Vollmilch, in seiner Menge reduziert worden. Die Gesamtvollmilchmengen betragen bei den verschiedenen Aufzuchtmethoden 20–450 l. Die fehlenden Nährstoffe der Vollmilch müssen ersetzt werden. Das geschieht durch verschiedene Zusätze zur Magermilch; durch Milchersatzfuttermittel, die in Form von Tränke verabreicht werden oder durch konzentrierte Kraftfutter, die trocken verfüttert werden. Der Ersatz der Vollmilch durch andere Futtermittel oder Zusätze gelingt in vielen Fällen und führt zu einer gesunden und normalen Entwicklung der Kälber, aber in vielen Fällen mißlingt er auch und die Kälber bleiben in der Entwicklung zurück, weil die Futterration irgendeinen Mangel besitzt.

Auf dem Versuchsgut „Oberer Hardthof" wurden mehrere Versuche durchgeführt mit dem Ziel, *die Nährstoffversorgung von Kälbern von der Geburt bis zur 40. Lebenswoche* zu ermitteln, die für ihre normale und gesunde Entwicklung ausreichend ist.

2. Die Futteraufnahmefähigkeit der Kälber

Die einfachste und sicherste Art, die Nährstoffe der Vollmilch zu ersetzen, wird mit einem Milchersatzfuttermittel erreicht, das als Tränke gegeben wird. Sollten die fehlenden Nährstoffe der Vollmilch durch Trockenfuttermittel ersetzt werden, ist es notwendig zu wissen, welche Mengen an Kraft- und Rauhfutter die Kälber in den einzelnen Lebenswochen verzehren können. Die Höhe des Verzehrs ist abhängig von der Entwicklung des Kalbmagens und diese wiederum von der Art der Fütterung.

a) Die Entwicklung des Kalbmagens

In den ersten Lebensmonaten des Kalbes kommt dem Labmagen die größte Bedeutung zu. Sein Fassungsvermögen beträgt am 1. Tag nach AUERNHEIMER [1] 2 l und es erhöht sich bis zur 4. Lebenswoche auf 5 l. Beim neugeborenen Kalb ist der Labmagen doppelt so groß wie der Pansen nebst Haube. Nach sechs Wochen sind die Größenverhältnisse wie 3 : 2, wobei der Pansen einen Inhalt von 4,1–6 l faßt. Nach 8 Wochen nimmt der Pansen bereits 45%, nach 10–12 Wochen 70% und nach 16 Wochen 84% des Gesamtinhaltes des Kalbsmagens ein. Von der 16. Lebenswoche ab bleiben die Größenverhältnisse für das ganze Leben des Tieres erhalten. Das Fassungsvermögen des Pansens beträgt mit 12 Wochen 10–15 l, mit 16 Wochen 31 l.

Die Angaben von AUERNHEIMER [1] stimmen mit denen von SCHMALZ [8] weitgehend überein. Der Größenwechsel der Mägen hängt mit der Änderung der Ernährung zusammen. Untersunchungen von TRAUTMANN [11] an Ziegen haben aber gezeigt, daß Pansen und Haube auch bei reiner Milchernährung sich derart weiterentwickeln, daß sie völlig dem Pansen und der Haube von mit Rauhfutter ernährten Kontrolltieren gleichen.

b) Die Flüssigkeitsaufnahme

Mit der Entwicklung des Kalbes ändert sich auch die Aufgabe und Bedeutung der aufgenommenen Flüssigkeit. In den ersten Lebenswochen können die Nähr-, Mineralstoffe und Vitamine nur in flüssiger Form gegeben werden, da die Hauptverdauungsarbeit vom Labmagen geleistet wird und der Pansen als „Mazerationsmagen" für feste Futtermittel noch nicht entsprechend ausgebildet ist. Wenn der Pansen ein ausreichendes Fassungsvermögen besitzt, so daß mit den aufgenommenen festen Futtermitteln dem Tier genügend Nährstoffe zugeführt werden können, hat die Flüssigkeit die Aufgabe eines physiologischen Lösungsmittels.

In den ersten Lebenswochen wird Voll- und Magermilch oder Milchersatzfutter als Tränke in folgender Gesamtmenge gegeben:

Lebenswoche	1. (1.—7. Tag)	2.	3.	4.	5.	6.	7.	8.	9.
Milch (l) oder Milchersatzfutter (tränkfertig l):	0,5—6	7—8	8—9	8—9	8—9	8—9	8—9	8—10	8—10
Wasser (l) :	—	—	—	—	—	—	—	—	—

Lebenswoche :	10.	11.	12.	13.	14.	15.	16.	17.
Milch (l) oder Milchersatzfutter (tränkfertig l):	8	7	6	4	3	2	1	—
Wasser (l) :	2	3	4	6	7	10	11	12—15

Die niedrigen Zahlen geben die Fütterung von Zuchttieren an und die hohen Zahlen die von Masttieren. Bei Zuchttieren ist eine Versorgung mit Flüssigkeit bis zur 16. Lebenswoche mit 10 l pro Tier und Tag ausreichend.

Die einzelnen Gaben an Voll- und Magermilch werden in Zusammenhang mit den Nährstoffen besprochen.

c) *Die Aufnahme fester Futtermittel*

Das Kalb beginnt in der 3. Lebenswoche kleine Mengen fester Futtermittel aufzunehmen. Meist wird zartes Wiesenheu eher als Kraftfutter gefressen. Nach den Ergebnissen mehrerer Versuche nehmen Kälber in den einzelnen Lebenswochen folgende Mengen an Kraftfutter und bestem Wiesenheu (bei einer Gesamtvollmilchgabe bis zu 300 l) mit Bestimmtheit auf:

Lebenswoche	Kraftfutter kg	Heu kg
3.	nicht wägbar	
4.	0,10	0,10
5.	0,15	0,20
6.	0,30	0,30
7.	0,40	0,40
8.	0,50	0.50
9.	0,70	0,70
10.	0,90	0,90
11.	1,10	0,90
12.	1,20	0,90
13.	1,30	1,10
14.	1,50	1,10
15.	1,50	1,30
16.	1,50	1,50

Bei einer hohen Gesamt-Vollmilchgabe beginnt die Aufnahme fester Futtermittel ebenfalls in der 3. Lebenswoche, bleibt aber so lange niedrig, wie Vollmilch in größeren Mengen verfüttert wird. Erst nach Ersatz der Vollmilch durch Magermilch (10.–12. Lebenswoche) steigt der Verzehr von Kraftfutter und Heu sprunghaft an und erreicht in der 14. Lebenswoche bereits die Aufnahme der mit geringeren Milchmengen gefütterten Kälber. Bis dahin nahmen die Kälber von beiden Futtermitteln nicht mehr als je 0,45 kg auf. Das ist bei der Aufstellung eines Futterplanes zu berücksichtigen.

Die Höhe des Kraftfutterverzehrs war bei den meisten Kälbern gleich der des Heuverzehrs. In einem Versuch standen nur mittleres bis schlechtes Wiesenheu und Kraftfutter zur beliebigen Aufnahme zur Verfügung. Die Kraftfutteraufnahme bewegte sich von der 4.–7. Lebenswoche in der gleichen Höhe wie die durchschnittliche Kraftfutteraufnahme der anderen Kälber. In der 8. und 9. Woche war sie mit 0,8 bis 1,0 kg 1,5 mal so hoch und von der 10.–16. Lebenswoche bei einem Verzehr von 1,6 auf 3,0 kg steigend doppelt so hoch als die Heuaufnahme. Die Heuaufnahme (0,02–0,28 kg) betrug pro Tier und Tag bis zur 9. Lebenswoche nur ca. die Hälfte und von der 10. bis 16. Lebenswoche mit einer absoluten Aufnahme von 0,3 bis 0,64 kg nur ca. $^1/_3$ der des Durchschnittes der Kälber mit je gleicher Kraftfutter- und Heuaufnahme. Die Folge der übermäßigen Kraftfutter- und sehr geringen Heuaufnahme war eine schlechte Gewichtsentwicklung dieser Kälber. Von den Nährstoffen mangelte verd. Eiweiß.

Der geringe Gewichtszuwachs kann außerdem auf eine Verdauungsdepression zurückzuführen sein. Diese entsteht dadurch, daß den Tieren mit dem Kraftfutter größere Mengen leicht verdaulicher Kohlenhydrate verabreicht wurden, und diese einseitige Erhöhung bewirkt im allgemeinen nach SCHARRER [7] ein wesentliches Absinken von dessen Verdaulichkeit. Die Bakterien sind normalerweise gezwungen, die schwer lösliche Rohfaser aufzuschließen und bevorzugen bei Gegenwart großer Mengen leicht löslicher Kohlenhydrate in erster Linie diese als Nahrung. Dadurch werden die von der Rohfaser eingeschlossenen, an sich leicht verdaulichen Nährstoffe, nicht ausgenutzt, da die Rohfaser unverändert bleibt. Eine solche Verdauungsdepression kann wieder aufgehoben werden, wenn Eiweiß oder Amide zugeführt werden.

3. Versuche zur Ermittlung des Mindestnährstoffbedarfes bei männlichen und weiblichen Niederungsviehkälbern

wurden mit den in den Jahren 1952–1955 auf dem „Oberen Hardthof" geborenen Kälbern gurchgeführt. In den einzelnen Jahren wurden 7, 10 und 20 Kälber mit geringen Nährstoffmengen versorgt. Die Tiere wurden in Einzelboxen gehalten und einzeln mit abgewogenen Rationen gefüttert. Die Ermittlung des Gewichtes erfolgte wöchentlich am gleichen Tag und zur gleichen Tageszeit. Die Körpermaße wurden alle zwei Wochen genommen. Die Futtermittel waren Vollmilch, Magermilch, Kraftfutter und gutes Wiesenheu. Die Magermilch ist aus Trockenmagermilchpulver hergestellt worden, von dem 90–120 g Pulver je nach gewünschter Eiweißmenge in 1 Liter Wasser aufgelöst wurden. Die Regulierung der Stärkeeinheiten im Futter geschah in den ersten Lebenswochen durch hohe Vollmichgaben, von der fünften Lebenswoche ab durch Stärkemehl, das der Milch zugesetzt wurde und durch stärkereiches Kraftfutter (trocken); von der 12. Lebenswoche ab nur noch durch das Letztere.

Die Gewichtsentwicklung wird in Tabelle 1 wiedergegeben. Als Vergleich sind die Ergebnisse von WITT [8] herangezogen worden.

Tabelle 1. *Absolutes Gewicht der verschiedenen Aufzuchtgruppen*

	Gewicht in kg							
	männlich				weiblich			
	Geb.	Lebenswochen 5.	13.	26.	Geb.	Lebenswochen 5.	13.	26.
WITT 1937	42	73	131	238	38	67	114	196
O. H. 1952/53[1]	—	—	—	—	37	67	124	206
O. H. 1953/54[2]	38	63	119	222	35	61	111	196
O. H. 1954/55[3]	35	58	113	207	35	60	108	194

Durchschnittliche tägliche Zunahme in den Lebenswochen

		1.–5.	6.–13.	1.–13.	14.–26.	1.–26.
WITT	♂	885	1003	978	1175	1008
	♀	834	836	835	897	876
O. H. 1952/53		869	1010	956	931	943
O. H. 1953/54	♂	713	1007	895	1129	1012
	♀	730	896	831	936	884
O. H. 1954/55	♂	652	968	846	1037	942
	♀	675	856	788	945	866

[1]) LÜSSE (5), [2]) MASCUS (6), [3]) VILLINGER (12).

Die Ergebnisse der Tabelle 1 zeigen, daß die Gewichtsentwicklung der Kälber, die 1953/54 und 1955 mit weniger Nährstoffen aufgezogen wurden, denen der mit mehr Nährstoffen aufgezogenen etwa gleich ist. Die Gewichtsentwicklung der 1952/53 aufgezogenen Kälber kann an dieser Stelle nicht als Vergleich herangezogen werden, da die Ergebnisse von einer Versuchsgruppe stammen, der auch einige Bullenkälber angehörten. Die durchschnittlichen täglichen Zunahmen liegen bei allen Versuchskälbern in der Höhe wie sie die von WITT [15] untersuchten Kälber zeigten.

Der *Nährstoffverbrauch* (Tab. 2 und 3) an Eiweiß und Stärkeeinheiten ist von 1952–1955 immer mehr herabgesetzt worden. Er ist im Vergleich zu dem der Kälber von WITT um etwa $^1/_8$ bzw. $^1/_{10}$ geringer. *Diese geringeren Nährstoff-*

Tabelle 2. *Gesamtverzehr an Eiweiß in kg*

		Lebenswoche 1.–5.	6.–13.	1.–13.	14.–26.	1.–26.
WITT 1937	♀	9,58	20,87	30,45	42,22	72,67
O. H. 1952/53		8,61	20,61	29,22	31,97	61,19
O. H. 1953/54	♂	7,86	17,47	25,33	27,27	52,90
	♀	8,20	16,29	24,49	26,83	51,33
O. H. 1954/55	♂	6,41	16,12	22,53	30,44	52,97
	♀	6,49	15,91	22,39	29,87	52,27

Tabelle 3. *Gesamtverbrauch an Stärkeeinheiten (1,0 = 1000 St.E.)*

	Lebenswoche 1.—5.	6.—13.	1.—13.	14.—26.	1.—26.
WITT 1937 . . . . . . ♀	39,60	89,14	128,74	220,09	348,83
O. H. 1952/53	38,86	88,53	127,39	197,82	325,21
O. H. 1953/54 . . . . ♂	38,25	85,37	123,62	186,02	309,64
♀	39,95	79,84	119,79	188,22	308,01
O. H. 1954/55 . . . . ♂	29,09	80,55	109,64	209,73	319,36
♀	29,43	77,93	107,36	212,03	313,78

gaben wirkten sich auf die Entwicklung der Tiere nicht ungünstig aus. Der Gesamtnährstoffverzehr von männlichen und weiblichen Tieren weicht nicht sehr voneinander ab. Die Gewichtsentwicklung der ersteren ist aber besser.

Die in den Versuchen stehenden männlichen Kälber zeichneten sich durch eine besonders gute *Futterverwertung* aus. Der Verbrauch an verd. Eiweiß und Stärkeeinheiten pro kg Lebendgewichtszuwachs war folgender (Tab. 4):

Tabelle 4. *Verbrauch an verd. Eiweiß für 1 kg Lebendgewichtszunahme (g)*

	Lebenswoche 1.—5.	6.—13.	1.—13.	14.—26.	1.—26.
WITT	328	446	401	517	461
O. H. 1952/53	283	364	336	377	356
O. H. 1953/54 . . . . ♂	318	310	312	268	288
♀	315	325	321	315	318
O. H. 1954/55 . . . . ♂	288	297	295	323	310
♀	277	331	312	347	332

Verbrauch an Stärkeeinheiten für 1 kg Lebendgewichtszuwachs

	Lebenswoche 1.—5.	6.—13.	1.—13.	14.—26.	1.—26.
WITT	1356	1905	1694	2697	2213
O. H. 1952/53	1277	1565	1464	2335	1894
O. H. 1953/54 . . . . ♂	1549	1514	1524	1809	1683
♀	1536	1590	1572	2209	1908
O. H. 1954/55 . . . . ♂	1310	1502	1431	2229	1862
♀	1257	1609	1505	2409	1993

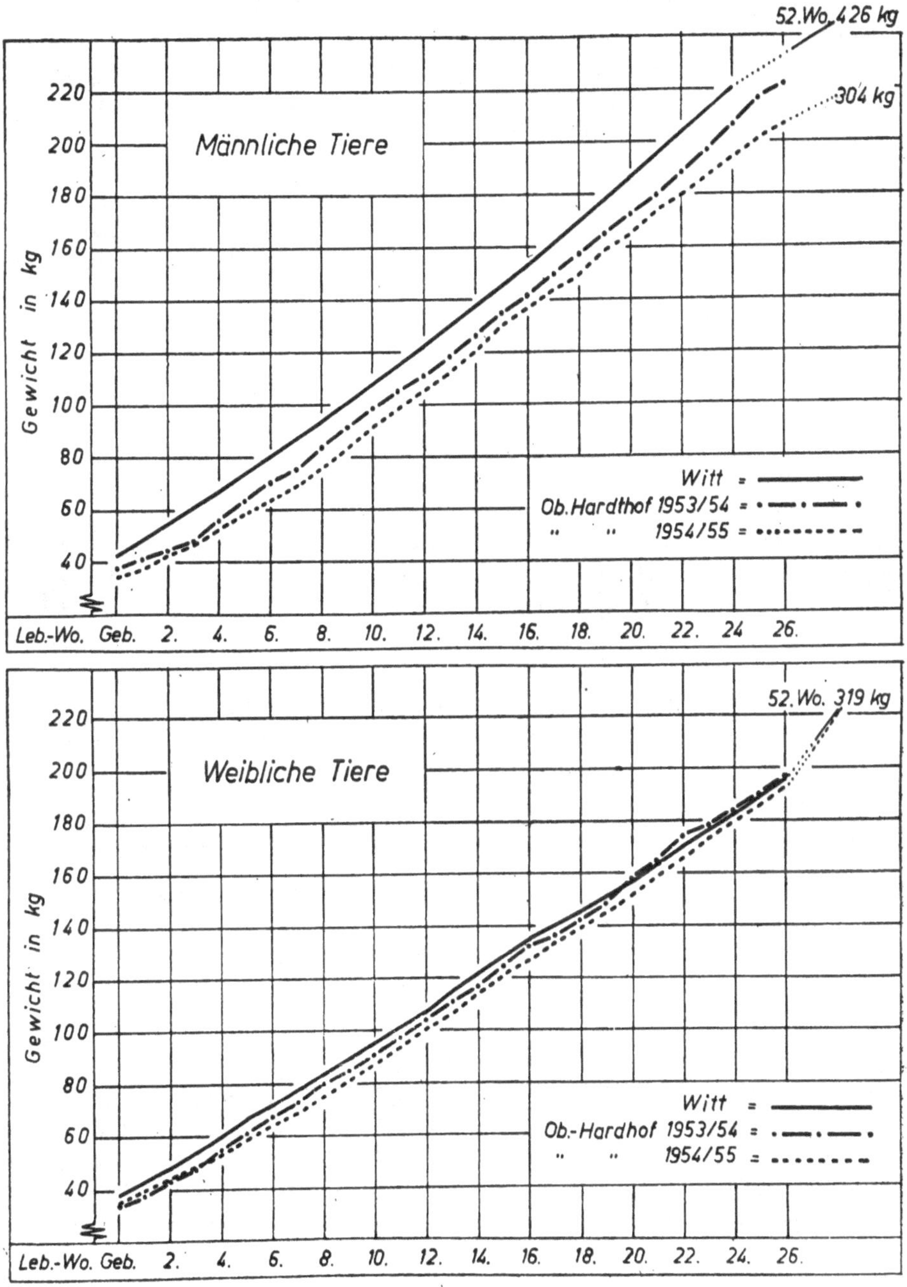
52.Wo. 426 kg
304 kg
Männliche Tiere
Gewicht in kg
220
200
180
160
140
120
100
80
60
40
Witt =
Ob.Hardthof 1953/54 =
" " 1954/55 =
Leb.-Wo. Geb. 2. 4. 6. 8. 10. 12. 14. 16. 18. 20. 22. 24 26.
52.Wo. 319 kg
Weibliche Tiere
Gewicht in kg
220
200
180
160
140
120
100
80
60
40
Witt =
Ob.-Hardhof 1953/54 =
" " 1954/55 =
Leb.-Wo. Geb. 2. 4. 6. 8. 10. 12. 14. 16. 18. 20. 22. 24. 26.

Abb. 1

Das Nährstoffangebot bei den von WITT untersuchten Tieren war nach dem Vergleich mit den auf dem Oberen Hardthof aufgezogenen Tieren hoch. Zur Erzielung von 1 kg Lebendgewichtszuwachs sind nach dem Versuchsergebnissen 300–330 g verd. Eiweiß und 1900–2000 St. E. erforderlich. In dem Versuch 1954/55 scheint die untere Grenze der Nährstoffversorgung erreicht worden zu sein. Die Gewichtsentwicklung der Tiere ist bis zur 5. Lebenswoche gleich der vom Versuch 1953/54 und bleibt von der 5. Lebenswoche ab etwas zurück.

Die durchschnittliche tägliche Aufnahme an verd. Eiweiß und Stärkeeinheiten erreichte in den einzelnen Lebenswochen folgende Höhe (Tab. 5 und Abb. 2 u. 3):

Tabelle 5. *Verzehr an verd. Eiweiß in g je Tier und Tag*

	Lebenswoche				
	1.—5.	6.—13.	1.—13.	14.—26.	1.—26.
WITT	274	273	355	364	399
O. H. 1952/53	246	318	321	351	336
O. H. 1953/54 ♂	227	312	280	302	291
♀	230	291	267	295	282
O. H. 1954/55 ♂	188	288	249	335	292
♀	185	283	246	328	287

Verzehr an Stärkeeinheiten pro Tier und Tag

	Lebenswoche				
	1.—5.	6.—13.	1.—13.	14.—26.	1.—26.
WITT	1331	1592	1415	2419	1917
O. H. 1952/53	1110	1581	1400	2174	1787
O. H. 1953/54 ♂	1106	1524	1364	2044	1705
♀	1122	1426	1307	2068	1687
O. H. 1934/5b ♂	855	1457	1211	2311	1753
♀	849	1377	1184	2276	1726

Die Ermittlung des Nährstoffbedarfes von Masttieren erfolgte mit 65 männlichen schwarzbunten Niederungskälbern. Die Versuchsanordnung und Versuchstechnik, sowie die genaue Fütterung ist in „Futter und Fütterung" Nr. 60/61 (1956) ausführlich besprochen worden. Die Aufzucht der Tiere erfolgte z. T. mit sehr geringen Vollmilchmengen. In einigen Gruppen führte das Fehlen von Vollmilch zwar nicht zu einem Mangel an Gesamteiweiß, aber zu einem Mangel an tierischem Eiweiß. Die Gewichtsentwicklung entsprach bei diesen Tieren (Gr. 5 u. 9) nicht der gewünschten.

Zur Überprüfung der Norm werden ab Herbst 1955 24 Kälber normgerecht gefüttert. Die bisherige Gewichtsentwicklung bestätigte die Ergebnisse der vorangegangenen Versuche.

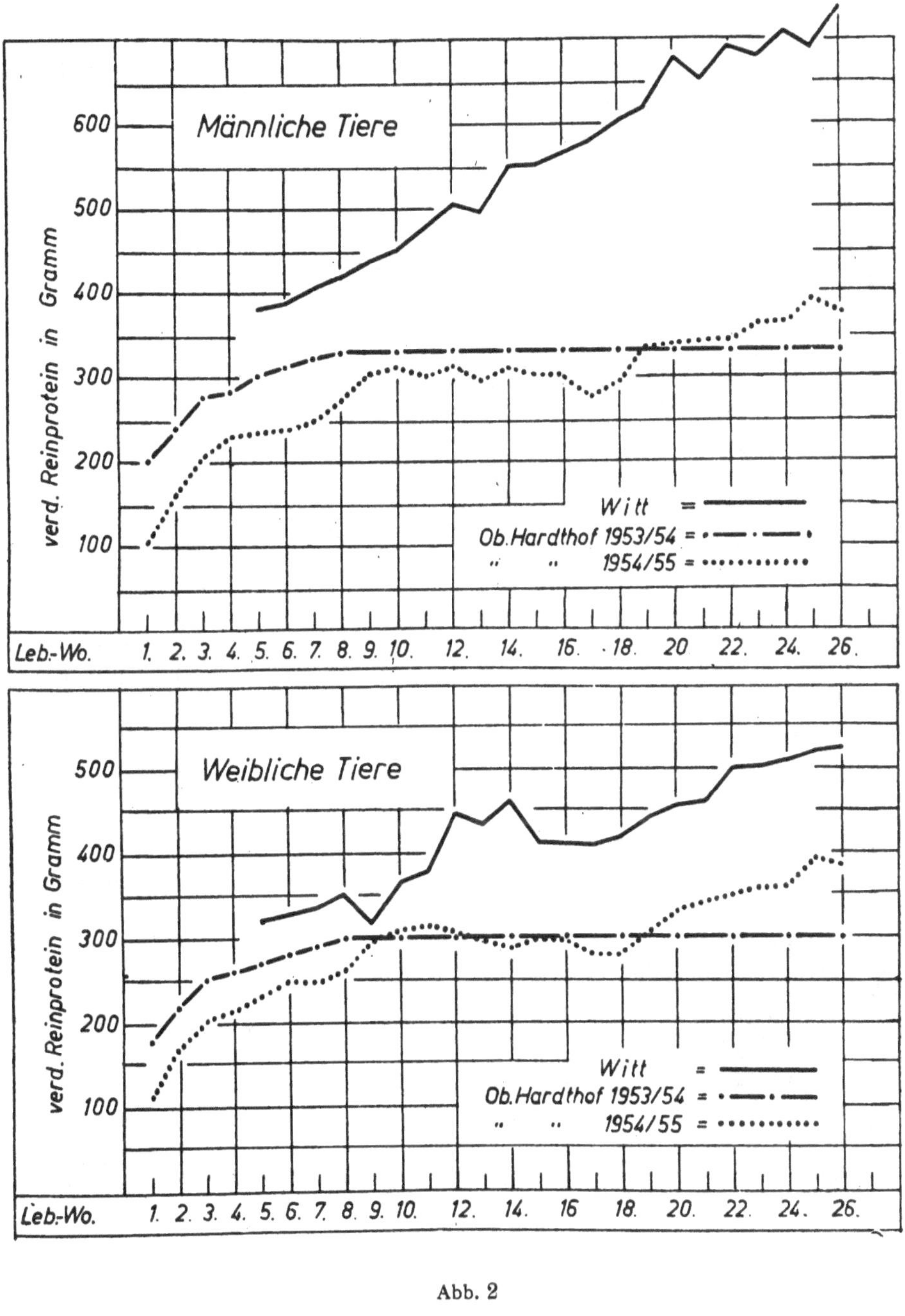
Männliche Tiere
verd. Reinprotein in Gramm
600
500
400
300
200
100
Witt =
Ob.Hardthof 1953/54 =
" " 1954/55 =
Leb.-Wo.
1. 2. 3. 4. 5. 6. 7. 8. 9. 10. 12. 14. 16. 18. 20 22. 24. 26.
Weibliche Tiere
verd. Reinprotein in Gramm
500
400
300
200
100
Witt =
Ob.Hardthof 1953/54 =
" " 1954/55 =
Leb.-Wo.
1. 2. 3. 4. 5. 6. 7. 8. 9. 10. 12. 14. 16 18. 20. 22. 24. 26.

Abb. 2

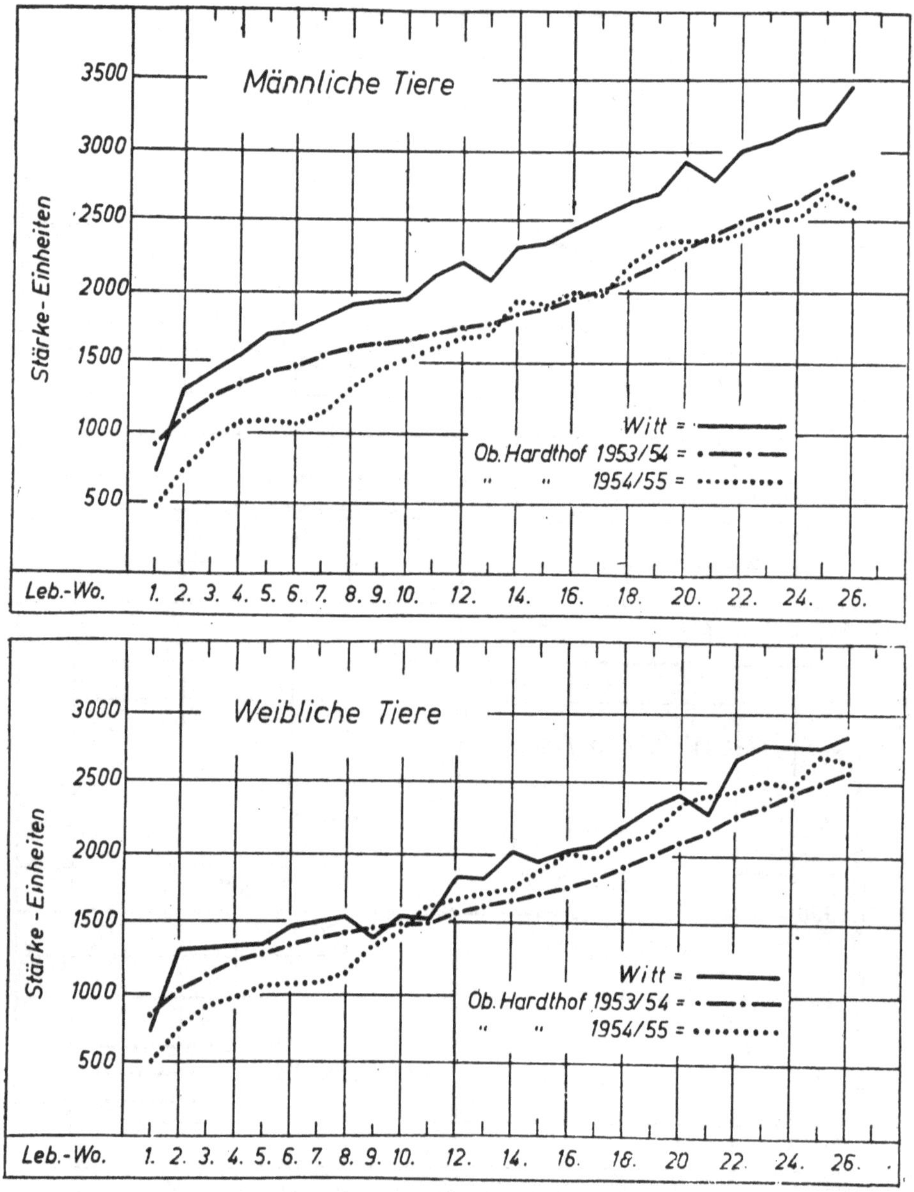
Männliche Tiere
Stärke-Einheiten
3500
3000
2500
2000
1500
1000
500
Witt =
Ob. Hardthof 1953/54 =
" " 1954/55 =
Leb.-Wo.
1. 2. 3. 4. 5. 6. 7. 8. 9. 10. 12. 14. 16. 18. 20. 22. 24. 26.
Weibliche Tiere
Stärke-Einheiten
3000
2500
2000
1500
1000
500
Witt =
Ob. Hardthof 1953/54 =
" " 1954/55 =
Leb.-Wo.
1. 2. 3. 4. 5. 6. 7. 8. 9. 10. 12. 14. 16. 18. 20 22. 24. 26.

Abb. 3

4. Untersuchungen über den Nährstoffbedarf von männlichen und weiblichen Fleckviehkälbern

sind ebenfalls in den Jahren 1952–1955 auf dem „Oberen Hardthof" angestellt worden. Dafür standen eineiige Fleckviehdrillinge und ein weibliches Tier zur Verfügung. Die Versuchsanordnung war gleich der bei den schwarzbunten Niederungsviehkälbern angewendeten. Als Vergleich zu den Ergebnissen dienen die von STOCKKLAUSNER [10], VOPELIUS [14] und VOGEL [13] gefundenen Werte (Tab. 6):

Tabelle 6. *Das absolute Gewicht in kg*

	männlich				weiblich				
	Geb.	Lebenswochen			Geb.	Lebenswochen			
		5.	13.	26.		5.	13.	26.	52.
STOCKKLAUSNER	40,4	71,2	126,4	208,7	—	—	—	—	—
VOPELIUS	50,6	87,6	149,1	252,7	47,8	86,6	137,1	221,2	346,5
VOGEL	40,0	67,5	112,0	172,0	—	—	—	—	—
O. H. (Drilling)	—	39,0	107,0	193,0	43,0	64,0	116,0	208,0	362,0

Durchschnittliche tägliche Zunahme in den Lebenswochen:

		Geb. —5.	6.—13.	Geb. —13.	14.—26.	Geb. —26.
STOCKKLAUSNER	♂	880	986	945	904	953
VOPELIUS	♂	1057	1098	1082	1138	1110
	♀	1108	902	981	924	953
VOGEL	♂	786	795	791	660	725
O. H.	♂	—	1163	—	945	1000*)
	♀	600	929	802	1011	907

*) 6.—26. Lebenswoche

Die Gewichtsentwicklung der von den verschiedenen Autoren untersuchten männlichen Tiere ist sehr unterschiedlich. Im Durchschnitt des ersten halben Jahres erreichen die hier angeführten männlichen Tiere eine durchschnittliche tägliche Zunahme von 725–1110 g (Tab. 6). Die auf dem Oberen Hardthof untersuchten Drillinge gehören bezüglich der Gewichtsentwicklung zu den Tieren, die eine gute Zunahme aufweisen. Der Nährstoffverbrauch der Drillinge war für eine normale Entwicklung ausreichend. Das gleiche trifft für die weiblichen Fleckviehkälber zu.

Tabelle 7. *Der Gesamtverbrauch an verdaulichem Eiweiß in kg*

		Lebenswoche					
		Geb. —5.	6.—13.	Geb. —13	14.—26.	Geb. —26. (6.—13.)	VOPELIUS Geb. —26.
O. H.	♂	—	17,13	—	48,59	65,72	80,80
O. H.	♀	6,19	16,39	22,58	29,73	52,31	66,24
		Der Gesamtverbrauch an Stärkeeinheiten (1,0—1000 St. E.)					
O. H.	♂	—	71,25	—	183,57	254,82	391,7
O. H	♀	28,04	78,92	106,97	206,17	313,14	312,8

Tabelle 8. *Verbrauch an verd. Eiweiß für 1 kg Lebendgewichtzunahme (g)*

	Lebenswoche				
	Geb. —5.	6.—13.	Geb. —13.	14.—26.	Geb —26.
O. H. . . . . . ♂	—	300,0	—	565,1	426,7*)
O. H. . . . . . ♀	294,7	315,2	309,3	323,1	316,9
	Verbrauch an Stärkeeinheiten für 1 kg Lebendgewichtzunahme				
O. H. . . . . . ♂	—	1250	—	2294	1654*)
O. H. . . . . . ♀	1336	1517	1465	2241	1897

*) 6.—26. Lebenswoche

Vergleicht man die Gewichtsentwicklung und den *Nährstoffverbrauch* (Tab. 7) je 1 kg Zuwachs (Tab. 8) der Fleckviehkälber mit der bzw. dem der auf dem Oberen Hardthof aufgezogenen s. b. Niederungsviehkälber, so ist bei den männlichen Tieren *bis zur 13. Lebenswoche* eine *Übereinstimmung* vorhanden; bei den weiblichen Tieren bis zur 26. Lebenswoche. Der hohe Eiweißverbrauch der eineiigen Drillinge beruht darauf, daß die Tiere von der 17. Lebenswoche ab eine Mastfutterration erhielten. *Für die Aufzucht würde das Mindestnährstoffangebot für s. b. Niederungsviehkälber auch für Fleckviehkälber ausreichend sein.*

5. Die Frage nach der Norm

Bevor die Nährstoffnormen der Kälber besprochen werden, soll erst der Frage nach der Norm nachgegangen werden. Was kann man unter einer normalen Entwicklung von Kälbern verstehen und was bedeuten Nährstoffnormen? Bei der Beantwortung des ersten Teiles dieser Frage ist die Nutzungsrichtung (Zucht oder Mast) ausschlaggebend. Für ein Zuchttier kann als normale Entwicklung angesehen werden, wenn 1) die Gewichts- und Körperentwicklung so verläuft, wie es in den hochstehenden Zuchten oder den betreffenden Rassegebieten üblich ist, 2) das ausgewachsene Tier zu den besten Leistungen (Milchleistung, Mastleistung, Arbeit, Dauerleistung, Fruchtbarkeit, Futterverwertung) fähig ist.

In hochstehenden Zuchten wird eine Gewichts- und Körperentwicklung von Kälbern angestrebt, die einer intensiven Fütterung entspricht. Diese intensive Fütterung wird vorgenommen, weil angenommen wird, daß ein Versäumnis in der Jugendernährung der Kälber später nicht mehr auszugleichen ist. Ähnliches gilt auch für die Gewichts- und Körperentwicklung von Kälbern in den betreffenden Rassegebieten. Wie gestaltet sich nun der Verlauf der durchschnittlichen Entwicklung bei verschiedenen Rassen?

Das Wachstum ist eine biologische Reaktion. Nach JANOSCHEK [4] ist es mehr als wahrscheinlich, daß die Kinetik biologischer Reaktionen im Prinzip die gleiche ist wie bei chemischen Reaktionen. JANOSCHEK [4] stellte für die Darstellung biologischer Reaktionen folgenden allgemeinen Ansatz auf:

$$N_+ = N_0 \left(1 - e^{-(k \cdot t)^{P} \cdot D}\right)^m$$

wobei für die Gewichtsentwicklung N_+ = Gewicht – Geburtsgewicht, N_0 = Endgewicht, e = Basis des natürlichen Logarithmus, $k = 1/\tau$ (= t bei 63,215% von N_0), $p = \mathrm{tg}\,\alpha$ (α = ∢ zur x-Achse, Darstellung 4), t = Zeit, D = Dosis und m = Ploidigrad ist. D und m werden bei der Darstellung des Wachstumsverlaufes nicht eingesetzt.

Bei dem Wachstum von Tieren sind allerdings mehrere Wachstumsphasen zu beobachten, nämlich eine embryonale, eine oder mehrere Jugendphasen und eine Altersphase, die nach der Vollreife einsetzt. Der oben aufgezeichnete Ansatz erlaubt eine Gegenüberstellung des tatsächlichen Wachstumsablaufes und eines Idealablaufs. Abweichungen vom Idealablauf können auf diese Art erfaßt und einer Deutung zugänglich gemacht werden.

Zur Untersuchung der Frage eines normalen Wachstums von Rindern dienen die von BRODY [2] stammenden Aufzeichnungen über das Wachstum verschiedener Rinderrassen. Die von BRODY [2] angegebenen Gewichte in den einzelnen Lebenswochen der Tiere wurden in den von JANOSCHEK aufgestellten Ansatz eingesetzt und die so erhaltenen Werte, die einem idealen Wachstumsverlauf entsprechen sollen, graphisch dargestellt (Abb. 5).

Abb. 4 zeigt die Gewichtsentwicklung von weiblichen Holstein- und Jerseyrindern in der doppelt logarithmischen Darstellung. Bei einem idealen, gleichmäßigen Wachstumsverlauf müßte die Gewichtsentwicklung gradlinig verlaufen. Dies ist bei beiden Rassen im wesentlichen der Fall. Interessanter ist die Betrachtung des Vergleiches der idealen Wachstumskurve mit dem tatsächlichen Wachstumsverlauf (Darst. 5). Die Gewichtsentwicklung der Holstein- und Jersey-Rinder folgt einer S-Kurve. Abweichungen sind bei beiden Rassen vom 4.–12. Lebensmonat festzustellen. In diesem Zeitraum entwickeln sich die Tiere schneller als es der ideale Wachstumsverlauf anzeigt. Die schnellere Entwicklung führt aber nicht zu einem früheren Erreichen des Endgewichtes, sondern sie verlangsamt sich und gleicht sich bis zum 42. Lebensmonat dem idealen Wachs-

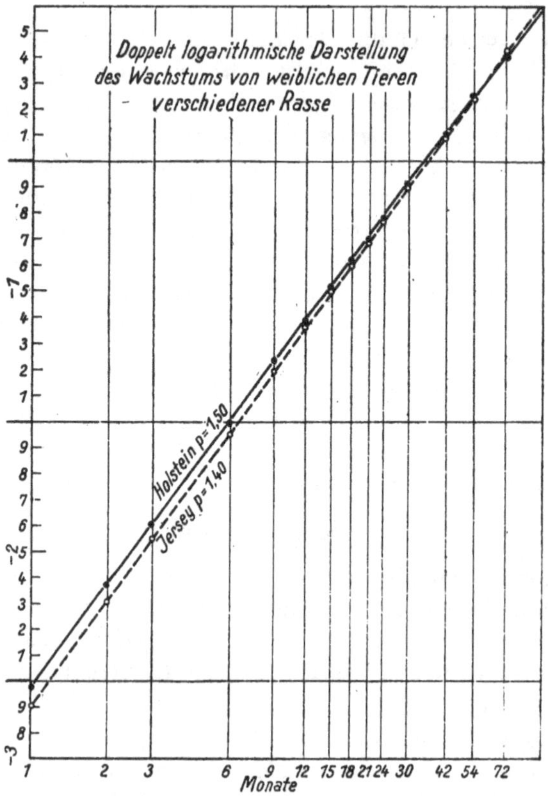
Doppelt logarithmische Darstellung
des Wachstums von weiblichen Tieren
verschiedener Rasse
Holstein p=1,50
Jersey p=1,40
-1
-2
-3
1 2 3 6 9 12 15 18 21 24 30 42 54 72
Monate

Abb. 4

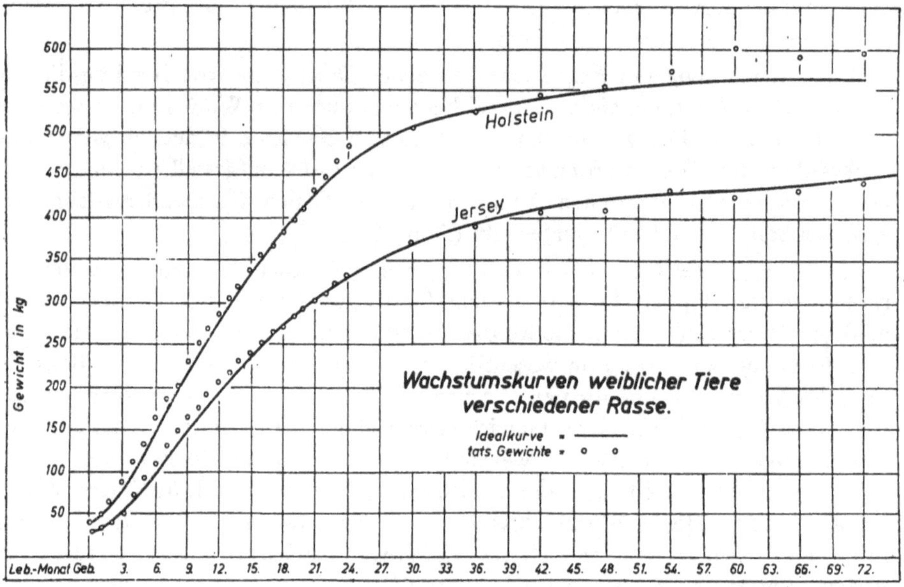
Wachstumskurven weiblicher Tiere
verschiedener Rasse.
Idealkurve =
tats. Gewichte =
Holstein
Jersey
Gewicht in kg
600
550
500
450
400
350
300
250
200
150
100
50
Leb.-Monat Geb. 3. 6. 9. 12. 15. 18. 21. 24. 27. 30. 33. 36. 39. 42. 45. 48. 51. 54. 57. 60. 63. 66. 69. 72.

Abb. 5

tumsverlauf an. Die Abweichungen in der Gewichtsentwicklung vom 54. Lebensmonat ab beruhen darauf, daß die Tiere nahezu ausgewachsen sind und die Trächtigkeit höhere Gewichte der Kühe ergibt. Nach einer solchen, nahezu idealen Jugendentwicklung können die Tiere zu einer guten Leistung fähig sein, falls die Anlagen dafür vorhanden sind.

Nach den Untersuchungen von HANSSON[3] führt eine geringe Aufzuchtintensität bei den ausgewachsenen Tieren zu einer besseren Leistung (Milchleistung, Fruchtbarkeit, Lebensdauer) als eine „normale" oder intensive Aufzucht. Die Gewichtsentwicklung der von HANSSON untersuchten Tiere verlief bei geringer Aufzuchtintensität langsamer als bei normaler Aufzucht. Das Angleichen der Gewichte erfolgte erst bei gleichmäßiger Fütterung, die mit einem Lebensalter von 25 Monaten einsetzte.

Die niedrige Milchleistung der von HANSSON intensiv aufgezogenen Tiere ist auffallend und könnte damit erklärt werden, daß die intensive Fütterung bis zu 25 Monaten eine frühzeitige Verfettung der Drüsengewebe hervorrief und dadurch die Leistungsfähigkeit herabsetzte.

Die geringe Fruchtbarkeit und die kürzere Lebensdauer könnten auch auf eine frühzeitige Verfettung der betreffenden Organe zurückzuführen sein. Bei den auf dem Oberen Hardthof untersuchten Tieren war der Grad der Aufzuchtintensität nur bis zu einem Alter von 6 Monaten verschieden, danach wurden die Tiere gleichmäßig, hauptsächlich mit Wirtschaftsfuttermitteln, gefüttert.

Das ausgewachsene Tier, das gemäß seiner Veranlagung zu den besten Leistungen (Milchleistung, Fruchtbarkeit, Futterverwertung, Lebensdauer) fähig ist, muß während der Aufzucht soviel Nährstoffe erhalten, daß die für die Leistung notwendigen Organe genügend ausgebildet werden können. Bezüglich der Gewichtsentwicklung bedeutet das, daß bis zu 6 Monaten sparsam aufgezogene Tiere das Gewicht der stark aufgezogenen Tiere später wieder erreichen. Das wird durch Versuche von OSBORNE und MENDEL, BERTALANFFY und J. HAMMOND (zit. nach SCHMIDT, PATOW-KLIESCH[9]) bestätigt.

Die von uns angegebenen Nährstoffnormen sind im Versuch ermittelt worden und erscheinen für eine ausreichende innere und äußere Entwicklung von Kälbern ausreichend zu sein. *Bei der Anwendung der Nährstoffnormen ist dem Gewicht der Tiere mehr Bedeutung beizumessen als dem Lebensalter,* denn bei schnell wachsenden Tieren steigt der Nährstoffbedarf rascher als bei langsam wachsenden. Bei Masttieren gilt es, die Eignung zu überdurchschnittlichem Wachstum und Fettansatz durch besonders intensive Fütterung auszunutzen.

6. Der Nährstoffbedarf der Kälber

Bei der Aufstellung der Nährstoffnormen hat es sich als notwendig erwiesen, nicht nur das *verd. Eiweiß* und die *Stärkeeinheiten* sondern auch *das tierische Eiweiß* zu berücksichtigen. Bis zur 10. Lebenswoche der Kälber wird unter verd. Eiweiß das verd. Reinprotein verstanden.

Der *Bedarf an verd. Reinprotein* steigt von der Geburt bis zum Ende der ersten Lebenswoche auf 190 bzw. 200 bzw. 215 g pro Tier an. Als Mindestbedarf benötigen *männliche Kälber* in der zweiten Lebenswoche 240 g verd. Eiweiß. Er erhöht sich bis zur achten Lebenswoche auf 330 g und bleibt bis zur 26. Lebenswoche unverändert. Danach steigt der Bedarf an verd. Eiweiß bis auf 440 g in der 40. Lebenswoche an. Für *weibliche Kälber* liegt der Mindestbedarf um 10% tiefer als für männliche.

Die normalen Eiweißgaben für männliche Kälber betragen betragen am Ende der ersten Lebenswoche 200 g, in der achten Lebenswoche 355 g mit einem halben Jahr 470 g und mit einem dreiviertel Jahr 510 g pro Tier und Tag. Für weibliche Kälber entsprechend 10% weniger.

Eiweißgaben, die am Ende der ersten Lebenswoche höher als 200 g pro Tier und Tag liegen, sind nur für *Masttiere* notwendig. Sie benötigen in der achten Lebenswoche 385 g, in der 26. Lebenswoche 552 g und in der 40. Lebenswoche 580 g verd. Eiweiß pro Tier und Tag. In den ersten acht Lebenswochen eines Kalbes muß die Futterration im Durchschnitt mindestens 200–225 g tierisches Eiweiß pro Tag enthalten. Eine geringere Gabe äußert sich in einer unter dem Durchschnitt liegenden täglichen Zunahme. Der Mangel an tierischem Eiweiß macht sich im späteren Wachstum vor allem bei der Mast bemerkbar, da die Mangeltiere trotz nährstoffreicher Fütterung das absolute Gewicht und die durchschnittlich täglichen Zunahmen der Vergleichstiere im Alter von einem Jahr nicht einholen konnten. Der Gewichtsunterschied betrug im Alter von einem Jahr 40 kg. Die Gewichte am Ende der ersten Lebenswoche waren nahezu gleich. Eine Erklärung könnte dafür gegeben werden, daß bei dem Wachstum der Kälber von der Geburt bis zu ihrer achten Lebenswoche zu wenig Zellen gebildet werden, deren Bildung später nicht mehr möglich ist. Der Mindestbedarf an Stärkeeinheiten ist am Ende der ersten Lebenswoche 775 pro Tier. Er steigert sich bis zur achten, 26. und 40. Lebenswoche auf 1450, 2675 und 3350 pro Tier und Tag.

Für eine bessere Gewichtsentwicklung von Zuchttieren sind die als normal gefundenen Normen einzusetzen. Am Ende der ersten Lebenswoche soll die Futterration 875 (850–900) Stärkeeinheiten enthalten, in der achten Lebenswoche 1560 (1500–1600), in der 26. Woche 2750 (2700–2800) und in der 40. Lebenswoche 3400.

Der Bedarf an Stärkeeinheiten für Masttiere beläuft sich am Ende der ersten Lebenswoche auf 1000 Stärkeeinheiten und steigert sich bis zur achten Lebenswoche auf 1675 (1600–1700) Stärkeeinheiten, bis zur 26. Lebenswoche auf 2875 (2800–2900 St. E. und beträgt in der 40. Lebenswoche 3675 (3600–3700) St. E. Die Normen für weibliche Zucht- und Masttiere liegen um 10% unter denen der männlichen Kälber.

a) Nährstoffnormen für männliche Kälber

Die in der folgenden Tabelle 9 angegebenen Normen sind in mehreren Versuchsreihen an männlichen schwarzbunten Niederungsviehkälbern ermittelt worden und haben sich als ausreichend erwiesen.

Nährstoffnormen für männliche Kälber von der 1.–40. Lebenswoche für Aufzucht und Mast bei einem Lebendgewicht von:

(Nährstoffnormen für weibliche Kälber liegen 10% unter denen der männlichen Kälber. Untere Werte für Aufzucht, obere Werte für Mast.)

Tabelle 9: *Nährstoffnormen für männliche Kälber von der 1. — 40. Lebenswoche für Aufzucht und Mast bei einem Lebendgewicht von: (Nährstoffnormen für weibliche Kälber liegen 10% unter denen der männlichen Kälber).*

Lebend-Woche[1])	schwach		normal		stark	v. Eiw.			tier. Eiw.			St. E.		
	♂ kg	♀ kg	♂ kg	♀ kg	♂ kg	schw.	norm.	stark	schw.	norm.	stark	schw.	norm.	stark
1.	36—38	34—36	36—38	35—37	36—38	190	200	215	190	200	200	775	875	1000
2.	39—41	37—40	39—41	38—41	39—45	240	240	255	240	240	255	900	1000	1140
3.	42—46	41—44	42—46	42—45	46—51	275	275	286	260	275	285	1010	1110	1250
4.	47—50	45—49	47—51	46—50	52—58	285	285	310	225	250	265	1100	1200	1340
5.	51—55	50—54	52—58	51—56	59—65	300	310	335	205	250	265	1200	1300	1430
6.	56—61	55—60	59—65	57—61	66—72	310	325	350	185	250	265	1280	1390	1530
7.	62—68	61—66	66—72	62 68	73—79	320	340	370	165	250	265	1375	1475	1600
8.	69—75	67—72	73—80	69—75	80—87	330	355	385	140	250	265	1450	1560	1675
9.	76—82	73—78	81—87	76—82	88—95	330	375	400	100	225	265	1530	1635	1750
10.	83—89	79—85	88—94	83—88	96—103	331	375	410	60	200	265	1600	1710	1825
11.	90—96	86—91	95—101	89—95	104—112		385	425	40	175	265	1680	1785	1905
12.	97—104	92—98	102—108	96—102	113—121	332	395	435		150	265	1750	1850	1975
13.	105—112	99—105	109—116	103—110	122—130		400	445		100	200	1825	1930	2050
14.	113—120	106—113	117—123	111—117	131 138	333	410	455		50	130	1900	2000	2150
15.	121—129	114—120	124—130	118—126	139—145		415	465			65	1970	2075	2190
16.	130—137	121—128	132—140	127—134	146—151	334	425	475			30	2040	2130	2250
17.	138—145	129—135	141—150	135—141	152—158		430	485			30	2110	2200	2325
18.	146—152	136—142	151—158	142—149	159—164	335	435	495				2175	2260	2400
19.	153—158	143—149	159—166	150—156	165—170		440	500				2250	2330	2460
20.	159—165	150—155	167—173	157—163	171—175	336	445	510				2310	2400	2530
21.	166—172	156—161	174—179	164—170	176 182		450	515				2375	2450	2580
22.	173—178	162—167	180—185	170—177	183—188	337	455	525				2440	2520	2650
23.	179—184	168—173	186—192	178—183	189—194		460	530				2500	2588	2700
24.	185—190	174—179	193—198	184—189	195—200	338	465	540				2550	2635	2760
25.	192—196	180—185	199—204	190—195	201—206		465	545				2610	2700	2825
26.	197—202	186—190	205—209	196—201	207—212	339	420	550				2675	2450	2875
27.	203—206	191—195	210—215	202—206	213—217	340	475	560				2725	2805	2930
28.	207—211	196—200	216—220	207—210	218—223	350	480	565				2780	2860	3000
29.	212—216	201 204	221—224	211—215	224—228	355	485	570				2830	2910	3075
30.	217—220	205—208	225—230	216—220	229—235	365	485	575				2885	2965	3100
31.	221—225	209—213	231—235	221—225	236—242	375	485	580				2940	3010	3160
32.	226—230	214—218	236—241	226—230	243—248	380	490	580				2990	3060	3225
33.	231—235	219—223	242—247	231—235	249—255	385	495	580				3035	3115	3275
34.	236—241	224—228	248—254	236—240	256—262	395	500	580				3085	3160	3330
35.	242—246	229—234	255—260	241—245	263—270	405		580				3130	3200	3395
36.	247—252	235—239	261—266	246—250	271—277	410	505	580				3175	3250	3450
37.	253—258	240—246	267—272	251—255	278—285	405		580				3225	3280	3500
38.	259—265	247—253	273—280	256—261	286—293	425		580				3260	3325	3560
39.	266—272	254—258	281—287	262—267	297—302	435		580				3300	3360	3625
40.	273—280	259—264	288—294	268 274	303—312	440	510	580				3350	3400	3675
52.	350	320	360	320	396									

[1]) Die Angabe der Lebenswochen bezieht sich nur auf das s. b. Niederungsvieh. Alle Kälber (insbes. die sich schneller (Höhenfleckvieh) oder langsamer (rotes Höhenvieh) entwickeln) erhalten die für das betreffende Gewicht vorgeschlagenen Nährstoffmengen.

b) Die Anwendung der Nährstoffnormen schwach, normal und stark hängt vom Verwendungszweck der Kälber ab. Kälber, die zur Zucht bestimmt sind, erhalten nach der unteren normalen Norm gefüttert, genügend Nährstoffe, die eine gesunde Entwicklung der Kälber gewährleisten, erstere erfahren noch keine extensive Aufzucht. Die obere Norm gilt für Mastkälber, die man entweder bis zu einem Gewicht von 100–110 kg oder weiter bis zu einem Gewicht von 350–400 kg (Jungmastbullen) mästen will.

Die Nährstoffnormen für weibliche Tiere sind entsprechend dem Verwendungszweck um 10% niedriger als die der männlichen Kälber (Abb. 6 und 7).

c) Die Futtermittel

Mit welchen Futtermitteln gelingt die Aufnahme der notwendigen Nährstoffe für Kälber von der 1.–11. Lebenswoche in möglichst billiger Form? Von der 12. Lebenswoche an nehmen die Kälber so viel Futter auf, daß bei richtiger Zusammenstellung der Futterrationen kein Nährstoffmangel aufzutreten braucht.

Der *Eiweißbedarf* kann

1. mit 600 kg Voll- oder Magermilch,
2. mit 150 kg Voll- oder Magermilch und Kraftfutter (als Tränke gegeben),
3. mit 75 kg Vollmilch und Milchersatzfutter (Tränke) gedeckt werden.

Der Bedarf an tierischem Eiweiß (10 kg) verteilt auf 1.–7. Lebenswoche kann gedeckt werden durch:

1. 300 l Milch
2. 150 l Milch und Kraftfutter mit tierischem Eiweiß als Tränke gegeben.
3. 75 l Milch und Kälbernährmehl mit tierischem Eiweiß als Tränke gegeben.

Die Versorgung mit Stärkeeinheiten kann erfolgen:

1.–3. Woche durch Milch mit 3% Fett; 4.–6. Woche durch hohe Gaben an Milch mit 3% Fett oder durch stärkereiches Aufzuchtfutter in Form von Tränke oder durch eine Kombination von Milch und stärkereichem Kraftfutter, das trocken verfüttert wird. Zu den verschiedenen Milchmengen werden den Kälbern in unseren Versuchen folgende Kraftfuttermischungen angeboten:

1. Kälberkraftfutter bei einer Milchgabe von 300 l Vollmilch und 300 — 400 l Magermilch

	v. E.	St. E.	Rohfaser
20% Leinkuchenschrot	55	143	19
35% Gerstenschrot	28	249	22
15% Trockenschnitzel	1	77	25
20% Haferschrot	18	127	10
8% Sojaschrot	34	58	4
2% Minerale	—	—	—
	136	654	80

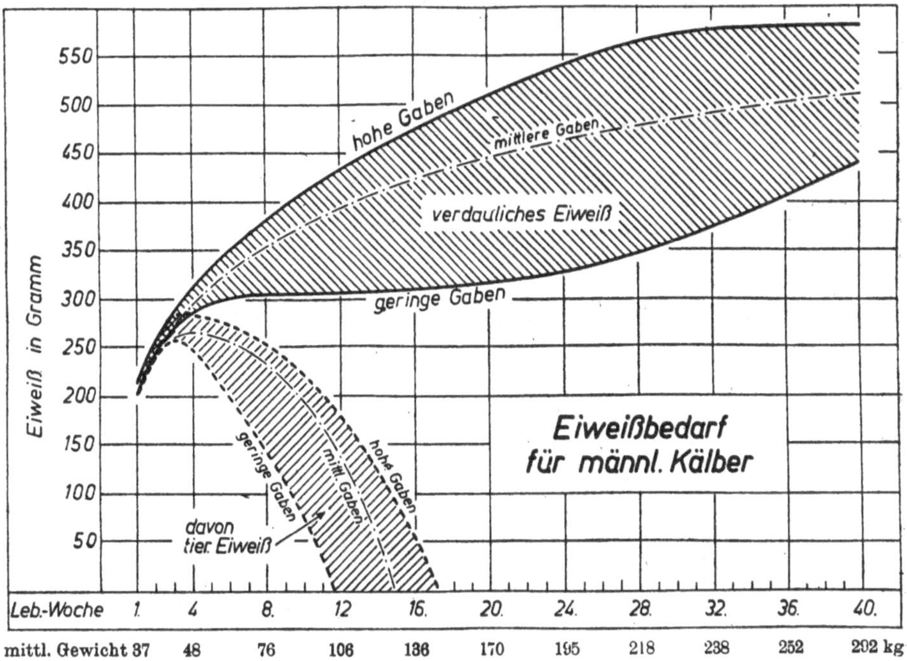
Eiweißbedarf für männl. Kälber
Eiweiß in Gramm
550
500
450
400
350
300
250
200
150
100
50
hohe Gaben
mittlere Gaben
verdauliches Eiweiß
geringe Gaben
geringe Gaben
mittl. Gaben
hohe Gaben
davon tier. Eiweiß
Leb.-Woche 1. 4. 8. 12. 16. 20. 24. 28. 32. 36. 40.
mittl. Gewicht 37 48 76 106 136 170 195 218 238 252 292 kg

Abb. 6

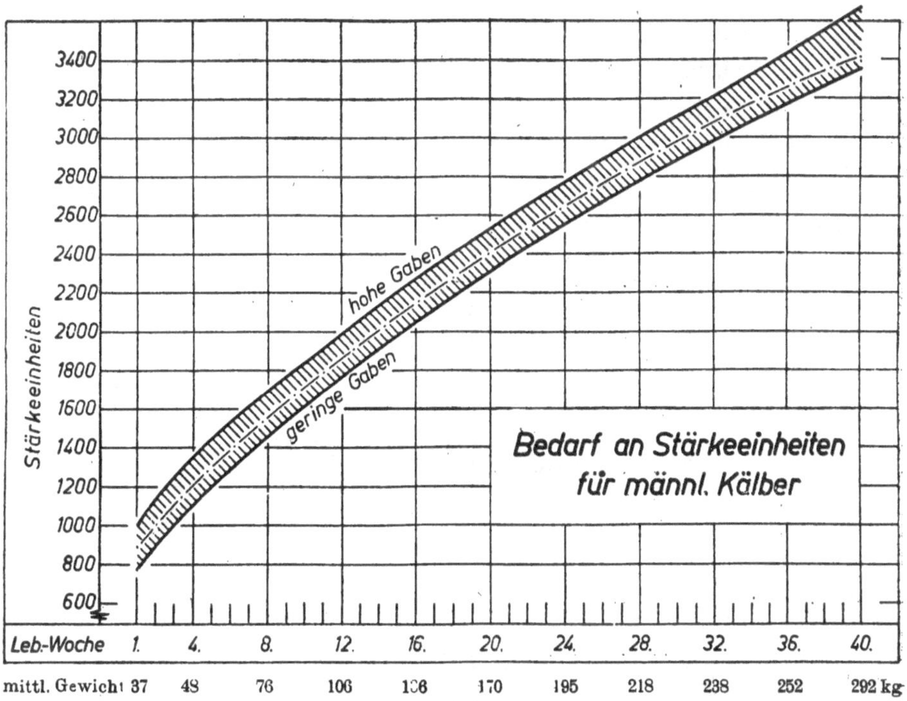
Bedarf an Stärkeeinheiten für männl. Kälber
Stärkeeinheiten
3400
3200
3000
2800
2600
2400
2200
2000
1800
1600
1400
1200
1000
800
600
hohe Gaben
geringe Gaben
Leb.-Woche 1. 4. 8. 12. 16. 20. 24. 28. 32. 36. 40.
mittl. Gewicht 37 48 76 106 136 170 195 218 238 252 292 kg

Abb. 7

2. Kälberkraftfutter bei einer Milchgabe von
75 — 150 l Vollmilch und 450 — 625 l Magermilch

	v. E.	St. E.	Rohfaser
25% Gerstenschrot	20	177	11
18% Tapiokamehl	2	156	3
15% Leinkuchenschrot	42	107	14
15% Haferschrot	13	95	16
15% Sojaschrot	65	108	8
10% Leinsamen	19	103	6
2% Minerale	—	—	—
	160	746	58

3. Kälberkraftfutter bei einer Gesamtmilchgabe von 50 — 75 l

	v. E.	St. E.	Rohfaser
10% Trockenmagermilch	30	68	—
7% Fischmehl	36	50	—
7% Fleischmehl	45	60	—
5% Trockenmolke	5	25	—
20% Hafer	18	127	10
15% Tapiokamehl	1	123	1
13% Gerste	10	94	6
11% Leinkuchen	30	79	10
5% Leinsamen	10	51	3
5% Trockenhefe	22	36	1
2% Minerale	—	—	—
	207	713	31

Das Kälbermehl wird als Tränke gegeben.

200 g Nährmehl werden in einem Liter warmen Wassers verrührt. 1 l tränkefertige Flüssigkeit enthält:

41 g verd. Eiweiß, davon 23 g tier. Eiweiß und 143 St. E.

Kraftfuttermischung für Jungmastbullen

a) *bei eiweißarmen Grundfutter:*

	v. E.	St. E.	Tr. M.
50% Trockenschnitzel 30% Mais 10% Leinkuchen 5% Fleischmehl 5% Fischmehl	130	626	897

oder

	v. E.	St. E.	Tr. M.
50% Trockenschnitzel 15% Gerste 15% Roggen 20% Sojaschrot	134	612	906

b) *bei eiweißreichem Grundfutter:*

	v. E.	St. E.	Tr. M.
75% Trockenschnitzel 15% Gerste 10% Roggen	53	575	915

Die Nahrung der Kälber soll in den ersten beiden Lebenswochen nur aus Muttermilch bestehen, deren Menge bis zum Ende der ersten Woche bis zu 6 l pro Tier gesteigert wird. In der zweiten Woche erhalten die Kälber davon 7–8 l. Bei einer Milchgabe von insgesamt 600 l Voll- bzw. Magermilch wird Milch bis zur 15. bzw. 16. Lebenswoche gereicht. Die Vollmilch ist bei einer Menge von 300 l so zu verteilen, daß die Kälber bis zur 12. Lebenswoche noch geringe Mengen davon erhalten. Vollmilchgaben von 150 l sollten wenigstens bis zur 8. Lebenswoche des Kalbes verabreicht werden. Ein weiterer Verteilungsraum (bis zur 12. Woche) ist nicht anzuwenden, da sonst die Versorgung mit Stärkeeinheiten auf zu große Schwierigkeiten stößt. Sollen nur insgesamt 75 l Vollmilch verfüttert werden, so beginnt bereits in der dritten Lebenswoche die Umstellung von Voll- auf Magermilch oder Milchersatzfutter. Der Mangel des Ersatzes der Vollmilch durch Magermilch besteht darin, daß dem Kalb zu wenig Stärkeeinheiten angeboten werden. Durch Zusatz von Tapiokamehl, das in der Magermilch verrührt wurde, konnte ein Ausgleich geschaffen werden. Von der 4.–6. Lebenswoche wurden je Tier und Tag 500 g, in der 7. und 8. Woche 400 g und in der 9. Woche 200 g Tapiokamehl je Tier und Tag verfüttert. Diese Mengen sind 8 l Magermilch zugesetzt worden. Die Tiere verdauten das Futter gut und es traten keine Störungen auf. Die Anwendung von Kartoffelstärkemehl hat den Nachteil, daß dieses leicht zu Blähungen und Durchfall führen kann.

Der Ersatz der Vollmilch durch Milchersatzfutter gelingt dann, wenn den Tieren bis zur 8. Lebenswoche genügend tierisches Eiweiß zur Verfügung steht. Diese kann 1. in Form von Trockenmagermilchpulver, das ein Bestandteil des Milchersatzfutters ist oder 2. durch Magermilch, frisch, dicksauer oder als angerührte Trockenmagermilch gegeben werden.

Die Vollmilch enthält außer den Nährstoffen noch Wirk- und Schutzstoffe und Vitamine. Für deren Ersatz ist bei geringer Vollmilchgabe ebenfalls zu sorgen. Eine Beigabe von 50 mg Aureomycin pro Tier und Tag in den ersten beiden Lebenswochen der Kälber hat sich bewährt. Zugekaufte Kälber erhielten bei ihrer Ankunft (Ende der 1. Lebenswoche) noch einen Vitmain A-Stoß in Höhe von 200 000 St.E. pro Tier. Bei einer Gesamtmilchgabe von 700 l (75 l Vollmilch und 625 l Magermilch) brachte die Vitaminisierung des Kraftfutters keine Vorteile. Bei ausschließlicher Verwendung von Milchersatzfutter ohne Magermilch ist seine Vitaminisierung notwendig.

Die Aufnahme von festen Futtermitteln wurde im Abschnitt 2 c besprochen.

Die Nährstoffversorgung nach der Milchperiode erfolgt mit Heu und Kraftfutter, später mit Grün- oder Gärfutter, Rüben.

7. Zusammenfassung

Das Ziel mehrerer Versuche, die auf dem „Oberen Hardthof" durchgeführt wurden, war es, Nährstoffnormen für Kälberaufzucht und Mast zu finden. Die Nährstoffnormen können auf Grund der Ergebnisse dieser und weiterer Versuche als ausreichend angesehen werden. Die alleinige Berücksichtigung der Nährstoffe verd. Eiweiß und Stärkeeinheiten genügt für eine ausreichende Nährstoffversorgung der Kälber nicht. Bis zur 7. Lebenswoche muß ein gewisser Teil des Gesamteiweißes aus tierischem Eiweiß bestehen. Dem wachsenden Kalb sollen in dieser Zeit durchschnittlich 225 g Tiereiweiß pro Tier zur Verfügung stehen. Geringere Gaben lassen keine normale Entwicklung zu. Der Mindestbedarf an Gesamteiweiß steigt von 190 g am Ende der ersten Lebenswoche auf 440 in der 40. Lebenswoche. Die Versorgung mit Stärkeeinheiten ist mit 775 am Ende der ersten Lebenswoche und 3350 in der 40. Lebenswoche ausreichend. Das Eiweiß-Stärkeeinheiten-Verhältnis erweitert sich dabei von 1 : 4,5 auf 1 : 7,6. Die männlichen Tiere zeigten in den Versuchen immer eine bessere Futterverwertung als die weiblichen. Als Vorbeuge, entsprechend ihrer schnelleren Gewichtsentwicklung, sind die Normen um 10% höher als die für weibliche Tiere, da nicht zu erwarten ist, daß alle männlichen Tiere eine solch gute Futterverwertung aufweisen.

8. Literatur

[1] AUERNHEIMER: zit. von MARTIN und SCHAUER im Lehrbuch der Anatomie, Bd. 3, 3. Aufl. Verl. Schuckard u. Ebener, Stuttgart 1938.

[2] BRODY, S.: Biogenetics and Growth, Reinhold, New York 1945.

[3] HANSSON, A., BRÄMÄNG, E., CLAESSON, O.: Studies on Monozygoit Cattle Twins XIII. Body Development. In Relation To Heredity And Intensy Of Rearing. Acta agr. scand. III:1 62-95, Stockholm 1953.

[3a] HANSSON, A.: Influence of rearing intensity on body development and milkproduction, Vortrag.

[4] JANOSCHEK, A.: Die quantenbiologische Analyse, Arzneimittel-Forschung 1956.

[5] LÜSSE, W.: Untersuchungen über Nährstoffbedarf und Futterverwertung der Kälber bis zu einem halben Jahr. Diss. Gießen 1954.

[6] MASCUS, K.H.: Ein Beitrag zur Frage des Nährstoffbedarfes, der Futterverwertung und der Verzehrgeschwindigkeit bei Kälbern von der Geburt bis zum Alter von einem halben Jahr. Diss. Gießen 1955.

[7] SCHARRER, K.: Die biochemischen Grundlagen der Tierernährungslehre. Verl. Ferd. Enke, Stuttgart 1950.

[8] SCHMALZ: zit. von MARTIN und SCHAUDER im Lehrbuch der Anatomie, Bd. 3, 3. Aufl. 1938.

[9] SCHMIDT, J., V. PATOW, C., KLIESCH, J.: Züchtung, Ernährung und Haltung der landwirtschaftlichen Haustiere Allg. Teil St. Verlag P. Parey, Berlin 1956.

[10] STOCKKLAUSNER, F.: Die Entwicklung des weiblichen Fleckviehrindes von der Geburt bis zum Abschluß des Wachstums Arb. d. Dtsch. Gesellsch. f. Zücht. kde. H. 55/1933.

[11] TRAUTMANN, A.: zit. von MARTIN und SCHAUDER im Lehrbuch der Anatomie, Bd. 3, 3. Auflage 1938.

[12] VILLINGER, O.: Untersuchungen über den Mindestnährstoffbedarf und die Futterverwertung bei Jungrindern. Diss. Gießen 1956.

[13] VOGEL, H.: Untersuchungen über die Körperentwicklung und die Futterverwertung weiblicher Fleckviehkälber im ersten Lebensjahr. Züchtungskde. Bd. 24, 1952/53.

[14] VOPELIUS, O.: Beitrag zu den Wachstumsverhältnissen des roten Höhenviehs, Diss. Berlin 1929.

[15] WITT, M.: Die Körperentwicklung, Futteraufnahme und Futterverwertung beim schwarzbunten Tieflandrind. Kühn Archiv Bd. 51 Heft 3, 1939.

Eingegangen am 27. 8. 1956

FSC
www.fsc.org
MIX
Papier | Fördert gute Waldnutzung
FSC® C083411

Zeitfracht Medien GmbH
Ferdinand-Jühlke-Straße 7
99095 Erfurt, Deutschland
produktsicherheit@kolibri360.de